十三五

高职高专应用型「十三五」规划精品教材

XUEQIAN WEISHENGXUE

学前卫生学

主　编　黄　俊　朱焕芝
副主编　赵　馨　陈新晖
　　　　王敏新　冀秋阳
　　　　方梦麟　欧阳行钦
编　委　张　藁　高晓华
　　　　史新鹏

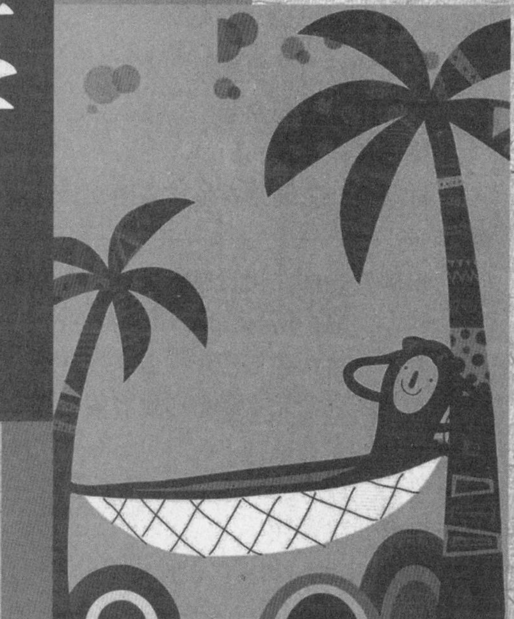

文化发展出版社
Cultural Development Press

图书在版编目（CIP）数据

学前卫生学 / 黄俊主编 . —北京：文化发展出版社有限公司，2016.8
ISBN 978-7-5142-1365-2
Ⅰ. ①学… Ⅱ. ①黄… Ⅲ. ①学前儿童－儿童少年卫生学 Ⅳ. ①R179
中国版本图书馆 CIP 数据核字（2016）第 132041 号

学前卫生学
主　　编： 黄　俊
出 版 人： 赵鹏飞
责任编辑： 孙　烨
责任校对： 岳智勇
责任印制： 孙晶莹
责任设计： 侯　铮
排版设计： 北京睿恒盛彩图文设计有限公司

出版发行：文化发展出版社（北京市翠微路 2 号　邮编：100036）
网　　址：www. printhome. com　www. keyin. cn
经　　销：各地新华书店
印　　刷：北京泽宇印刷有限公司
开　　本：787mm×1092mm　1/16
字　　数：270 千字
印　　张：12
印　　次：2016 年 8 月第 1 版　2016 年 8 月第 1 次印刷
定　　价：35. 00 元
I S B N：978-7-5142-1365-2

前　言

学前卫生学是学前教育专业的必修课，也是学习学前心理学和学前教育学的基础课程。本课程以0～7岁儿童，特别是3～6岁的幼儿为研究对象，研究如何保护和增进学前儿童的身心健康，培养学前儿童卫生保健的基本知识与技能。本着“为教育教学服务，为学生的成长服务”的理念，从培育学生的爱心和提升综合素质出发，在广泛吸取全国各地研究成果的基础上，并结合师范院校学生的实际情况，编写了《学前卫生学》教材。

本书经过长期调研，以贯彻执行教育部《幼儿园教育指导纲要》为基础，以符合高技能人才培养目标和专业相关技术领域职业岗位的任职要求为前提，以学前教育事业的可持续发展、幼儿园的实际需要及大部分学生的基础状况为依据，紧扣学前教育之需，着眼于应用，强调教育的针对性和应用性，贯彻以预防为主的方针，做到以辩证唯物主义观点为指导思想，理论联系实际。全书共8章，分别为绪论、学前儿童生理解剖特点及保育、学前儿童的生长发育、学前儿童的营养卫生、学前儿童意外事故防护与急救、传染病及常见疾病的预防和处理 、学前儿童常见心理问题、集体儿童保健。

在结构安排上，遵循了教学的客观规律，兼顾学生的认知顺序和技能养成规律，体现了教材结构编排的科学性；在内容选取上，删减了部分通用的卫生保健常识，增加了学前儿童生长发育和卫生保健工作的内容，具有较强的实用性；在体系安排上，基本涵盖了学前儿童卫生保健工作的全部内容，具有完整性。总的来说，本书贴近实际、循序渐进、注重素质修养，注重能力培养，是一本教师易教、学生易学的教材。

在编写过程中，我们借鉴、参考了有关教材、著作、报刊和互联网的相关资料，在此谨向这些文献、资料的作者表示衷心的感谢！

由于编写时间仓促，编写水平有限，书中难免存在缺点和错误之处，欢迎广大读者批评指正，以进一步修订完善。

编　者

目 录

第一章　绪论

学习目标

1. 了解学前卫生学的任务、研究内容。
2. 掌握学前卫生学的研究方法。
3. 了解学前卫生学的发展历程。

第一节　学前卫生学概述

一、什么是学前卫生学

学前卫生学是一门研究保护和增进学龄前儿童，特别是3～6岁幼儿健康的一门学科。它的目的是在幼儿的成长过程中保护其身心正常发育，增强儿童体质，为培养全面发展的一代新人打好基础。它是以科学规律积极协助幼儿教育机构初步完成全面发展教育任务的，也就是说，它是为幼儿教育的总目标服务的。

二、学前卫生学的任务

根据学前卫生学的目的以及幼儿的年龄特点，学前卫生学的任务如下。

1. 研究幼儿年龄相关的解剖生理特点及生长发育的规律。
2. 研究外界环境和教育对幼儿身体的影响，以及两者之间相互关系的规律。
3. 研究如何采取合理的卫生措施和组织幼儿教育，防止和消除不利于幼儿生长发育的因素，创造良好的卫生环境，促进其身心健康发展。

三、学前卫生学的研究内容

学前卫生学是一门交叉学科，具有很强的综合性，研究内容涉及教育学、医学、统计学、心理学等多种学科。具体来说包括下面几方面。

（1）侧重研究幼儿机体本身。如解剖生理特点，并在此基础上研究其生长发育的一般规律及对健康的评价。

（2）研究幼儿的心理卫生问题。如常见的心理卫生问题、多动症、情绪障碍等。

（3）研究各项教育和保育措施中的卫生问题。如幼儿的生活安排、游戏、学习、体育锻炼、娱乐等与幼儿发育和健康的关系。

（4）研究直接影响幼儿健康的营养和体育锻炼问题。如营养学的基础知识，如何调配平衡膳食，幼儿三浴锻炼等。

（5）研究幼儿园的环境、建筑、设备。如玩具、桌椅、建筑物等卫生要求；同时还要研究幼儿园的绿化、环境保护等问题。

（6）研究对幼儿危害较大的常见疾病以及意外事故的处理，以及如何对幼儿做好安全教育。如发烧、惊厥、腹泻的防治。

（7）研究幼儿的健康教育问题和保健制度的建立。如建立合理的生活制度、卫生习惯的培养和卫生知识的教育。

总的来说，学前卫生学研究的内容就是健康与健康促进、疾病与预防、膳食和营养、保护与照料。

四、学前卫生学的研究方法

1. 调查统计法

调查统计法是通过调查，将资料整理后，做统计学处理，再进行分析和评价。如对幼儿的生长发育、营养卫生、环境卫生、疾病和健康状态等进行调查。

2. 实验法

实验法是指有目的地、有计划地控制各种条件，在各种条件中，观察幼儿身心的变化。

（1）实验观察法

研究者在有计划地控制外界环境条件下，观察、检查实验对象的身心变化状态。

此方法可以研究生活制度或饮食营养对幼儿的体质和健康的作用，也可以研究教学内容或教学方法对幼儿的健康和智力发展的影响，以及体育锻炼、环境因素对幼儿身体的作用等。

（2）实验室的检查

通过采用物理、化学、生物化学及细菌学等方法对收集来的实物标本和材料进行检验和分析。例如，对幼儿的食物、饮水等进行检验分析，对活动室的空气、照明检查测定，对环境污染及噪声的检查测定。

3. 体检法（身体检查法）

此方法较为经常应用，就是定期或不定期地对幼儿进行身体检查。如量身高、称体重、检查智力等。对幼儿进行健康检查、身体测量、体力测验及有关疾病的检查、诊断等都属于身体检查法的范畴。

4. 观察法

幼儿园应设有隔离室或观察床。在传染病流行期，患病幼儿应立即隔离治疗，与患儿接触过的小朋友或所在班级，均要进行隔离或检疫，进行认真的观察。同时也可以到医院对幼儿各种疾病进行观察。

以上几种方法都是研究幼儿卫生问题常用的方法，在实践中往往是综合应用的。

第二节　学前卫生学的回顾与展望

一、我国古代的学前卫生学

1. 人类已意识到幼儿的卫生保健问题，并在小儿养育、卫生护理、食物选择、疾病防治等方面积累了丰富的经验

古人已认识到："婴儿体小质脆，气血未定，保育偶或疏忽即能成病。"对婴儿的断脐、拭口、洗浴、穿衣、哺乳等问题都有所研究，这在许多书籍中都有论述，如《幼科准绳》《育婴家秘》等。

2. 认识到了胎教的重要性

古人已十分重视胎教，并在长期的实践中总结出对孕妇饮食起居、情绪行为等方面的某些戒律。

早在西汉初年，贾谊著的《新书》中专立一篇《胎教》。唐代名医孙思邈在他的《千金要方》里更是将"妇产"一门列为首卷，阐述了养胎之道。古人对胎教的思想，归纳起来主要有以下几个方面：

(1) 重视内外环境对胎儿的影响。认为孕妇的所见所闻可使胎儿"有感而变"，主张避开环境中的不利因素，提出"欲子美好，宜佩白玉，欲子贤能，宜看诗书"等。除了外在环境外，他们认为母体的内在环境也会影响胎儿，如"气调则胎安，气逆则胎病，恼怒而气塞不顺，欲生好子者，必须先养其气"。主张孕妇的喜、怒、哀、乐不可过分。

(2) 强调早孕期间的调理。认为妊娠最初 3 个月是胎儿各器官成形的关键时期，最容易受母体内外环境的影响。

(3) 对孕妇提出"保卫辅翼"之道。即在胎教中对孕妇的饮食、起居、劳动、用药等方面提出要求。如饮食方面，主张孕妇不宜过饥过饱，以保持脾健胃和，"忌邪味"，"勿过饮酒"等。其他方面，要求孕妇"勿举重，登高、涉险；勿多睡卧，时时行步；勿劳力过分，应勿太温"等。

胎教在我国具有悠久的历史，并且其中包含着不少合理的内核，有些已被现代医学所证实和认可，值得总结和借鉴。

二、新中国成立前的学前卫生学

新中国成立前，由于幼儿园数量少，并且多为私人及教会创办，幼儿卫生不受重视，虽然也设立过一些妇幼保健所，开展过一些妇婴保健工作，但主要是为有钱人的子女服务。劳动人民的子女不可能入托入园，也不可能享受卫生保健。当时我国婴儿死亡率居世界首位，高达30%，可见受当时的社会制度制约，根本谈不上有幼儿卫生保健工作。

三、新中国成立后的学前卫生学

新中国成立后，在党和政府的关怀下，我国幼儿的入托入园率不断增大，幼儿卫生保健工作也日益受到重视，特别是1979年国际儿童年中，联合国提出了保护儿童健康成长的十条宣言，20世纪被称为“儿童世纪”。在这种大环境下，我国的幼儿卫生保健工作有了很大的发展，逐渐形成了一支教学、科研、实践相结合的队伍，并且开展了不少有益的探索，取得了一定的成效。

1. 做了大量的儿童卫生调查工作，并将儿童生长发育作为全国的重点研究项目

为了掌握新中国成立后我国儿童生长发育的标准，1975年国家将这项工作列为全国医学卫生的重点研究项目，并先后进行了三次儿童调查工作。

(1) 1977年3月，完成了九个市区0～7岁儿童生长发育的调查任务。

(2) 1985年4—10月，对吉林、山西等十个省（自治区）城乡0～7岁儿童体格发育进行了调查。这次调查与1975年相比，我国1～7岁儿童身高平均增加1.5cm，体重平均增加0.5kg。

(3) 1987年7月，经国务院批准，国家统计局会同有关部门又对全国九省、自治区的84个县、市0～14岁儿童、少年的发育、健康、教育和预防接种等情况进行调查，为政府和有关部门提供了制定政策、措施的科学依据。

2. 全国托幼、妇联保健、防疫等机构做了大量的儿童疾病防治工作

先后颁布了《幼儿园教育纲要》《托儿所、幼儿园卫生保健制度》《幼儿园工作规程》等文件，建立了幼儿的健康卡片，坚持入园和定期的健康检查，及时做好对儿童的疾病防治工作。例如，对蛔虫、龋齿的防治，对幼儿近视眼的预防，对幼儿营养性贫血、肾炎、肝炎等疾病也做了一些研究。

3. 对幼儿营养问题的研究

对幼儿营养问题的研究，一直是较为重视的，特别是近年来对微量元素的研究更是深入了一层，研究认为幼儿缺乏某些微量元素，会造成生长发育障碍，甚至影响心理的正常发展。

4. 体育锻炼

体育锻炼是促进幼儿身体发育、增强体质的重要因素。近年来，对体育与儿童健康的关系做了一些有益的探索，幼儿园也尽其所能为幼儿提供锻炼的场地、设备，有

些幼儿园还积极开展三浴锻炼，取得了良好的效果。

5. 托幼机构的安全、卫生问题

为了使托儿所、幼儿园的建筑设计能满足安全、卫生和使用功能等方面的基本要求，1987年城乡建设环境保护部、国家教委颁布了《托儿所、幼儿园建筑设计规范》，对托儿所、幼儿园的规模、面积、结构、设备等提出了一系列的安全卫生要求。

6. 环境教育

从小对幼儿进行卫生和环境教育，加强环境意识，培养其良好的卫生习惯，已越来越受到重视，《幼儿园教育纲要》对各班幼儿都提出了具体的要求。在幼儿园的教育中，教师也日益重视通过常识课和日常的活动，对幼儿进行卫生教育。

总之，近年来，我国的幼儿卫生工作已引起国家的高度重视，幼儿卫生工作获得了很大的发展。

思考与练习
SIKAOYULIANXI

1. 学前卫生学的任务是什么？
2. 学前卫生学的研究方法有哪些？
3. 新中国成立后，学前卫生学的发展情况是怎样的？

第二章　学前儿童生理解剖特点及保育

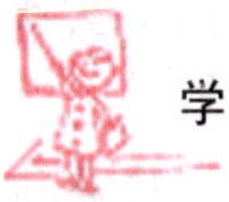

学习目标

1. 了解学前儿童身体各个系统的组成。
2. 了解学前儿童身体各个系统的发育特点。
2. 了解学前儿童身体各个系统相应的卫生保健。

第一节　运动系统

一、什么是运动系统

运动系统是由骨骼、肌肉和骨连接构成的。可以活动的骨连接叫关节。肌肉跨过关节，由两端的肌腱与骨相连，并包围着骨骼。肌肉收到大脑发出的信号而收缩，通过肌腱牵拉骨骼，以关节为支点，产生相应的动作。此外，骨骼还起着支持人体、保护内脏器官和造血等功能。

（一）骨骼

运动系统由骨、骨连接和骨骼肌三部分组成，是人们从事劳动和运动的主要器官。人体共有 206 块骨头，骨与骨相互连接，构成人体的支架，以维持身体的形态和姿势，并保护着内部的脏器。

骨骼，以脊柱为中心，支撑着身体。从正面看，一个人的躯干是挺直的，从侧面看脊柱有四道生理性弯曲。这些弯曲可以减轻运动时对脑的冲击力，保护脑组织；能够平衡身体，并能负重。

（二）肌肉

肌肉可分为骨骼肌、平滑肌和心肌。骨骼肌能接受大脑的指令而收缩、舒张，使人体产生各种运动，因此又称随意肌。面部的表情肌附着于皮肤，能自如活动，也属骨骼肌。骨骼肌可以受意识支配，附着在骨骼上。但如肠道等上的平滑肌则不受意识控制。这是骨骼肌的一个特点。平滑肌分布于内脏器官，不受意识支配，又称不随意肌。心肌只存在于心脏，能自动、有节律地收缩、舒张，产生有节律的搏动。

肌肉的主要成分包括水和蛋白质等物质。成年人肌肉约占体重的40%；年龄越小，肌肉所占体重比例越低，肌肉中水分越多。

肌肉呈红色，是因为有大量血管。骨骼肌被称为人体的"第二心脏"，就是因为肌肉收缩时能挤压血管、促进血液循环。

肌肉收缩产生力量，力量来源于肌肉中蛋白质、葡萄糖等储备的能量。经常锻炼，可使肌肉丰满，能源储备充足，力量增强。

（三）关节

骨连接主要有3种形式。

（1）直接连接，也叫不动连接。如颅骨，骨与骨之间有骨缝，随年龄增长，骨缝逐渐骨化。

（2）半直接连接，也叫微动连接。如椎骨，骨与骨之间的连接物是橡胶样的软骨，使脊柱既能支撑身体，又有弹性，能在一定范围内活动。

（3）关节。这是四肢骨之间及躯干骨之间连接的主要形式。关节包括关节面、关节囊和关节腔。

关节面包括关节头和关节窝，二者相互嵌合，表面有软骨，可减少活动时产生的摩擦和震动。包围着关节面的纤维组织，叫关节囊，能保护关节，关节囊外有韧带，起固定关节的作用。关节囊与关节面之间的间隙，称关节腔，充满滑液，能润滑关节。

机体不同部位的关节，结构不尽相同，所以活动范围及牢固程度也不同。如髋关节的关节窝很深，关节头呈球状，大部分嵌合在一起，因此牢固性很强，而活动范围较小，使大腿的活动远不及上肢灵活，但能牢固支撑身体。上肢肩、肘、腕部关节因关节窝较浅，活动范围较大，能内伸外展、旋转自如，但牢固性较差，受外力作用时，容易脱臼。

二、幼儿运动系统的特点

（一）骨骼

（1）小儿骨中有机物较成人多，骨的弹性大，可塑性强，且骨骼中软骨较多，因此，容易因姿势不好等原因造成骨骼变形。

（2）骨膜较厚，骨的再生能力较强。若发生骨折，可能为不完全骨折，即骨折部位还有部分骨膜相连，称为"青枝骨折"。

（3）婴幼儿颅骨骨化尚未完成，有些骨的连接处仅以一层结缔组织膜相连，称囟门。前囟在颅顶中央，在出生后12～18个月闭合。囟门闭合的时间，反映婴儿颅骨骨化的程度。

(4) 出生时腕骨都是软骨，以后逐渐出现骨化中心，到 10 岁左右，8 块腕骨的骨化中心才出齐，13～16 岁才完全骨化。

(5) 随着动作的发展，逐渐形成脊柱的生理弯曲。新生儿的脊柱较平直，只有最下方的骶部有弯曲；3 个月左右会抬头了，逐渐形成颈前曲；6 个月左右能坐，形成胸后曲；1 岁左右开始站立行走时，形成腰前曲，以维持行走时身体的平衡。婴幼儿时期，脊柱的生理性弯曲虽已出现，但未完全固定，一般在 18～25 岁之间，才能完全固定。

(6) 骨盆是由髋骨与脊柱下部的骶骨和尾骨围成的骨性腔。婴幼儿时期，髋骨由髂骨、坐骨和耻骨借软骨连接起来，一般在 18～25 岁才骨化成为一块完整的骨。

(二) 肌肉

(1) 幼儿肌肉中水分较多，蛋白质及储存的糖原较少，因此肌肉柔嫩，收缩力较差，力量小，易疲劳。但由于幼儿新陈代谢旺盛，疲劳后恢复较快。

(2) 婴幼儿时期，支配大肌肉群活动的神经中枢发育较早，故大肌肉动作发育较早，躯干及上下肢活动能力较强；支配小肌肉群活动的神经中枢发育较晚，手部、腕部小肌肉群活动能力较差，难以完成精细的动作。

(三) 关节

幼儿的关节窝较浅，周围韧带较松，关节的活动性及伸展性较强，但牢固性较差，在较强外力作用下，容易脱臼。

(四) 足弓

婴幼儿足弓周围韧带较松、肌肉细弱，若长时间站立、行走，足底负重过多，易引起足弓塌陷，特别是肥胖儿更易发生扁平足。

三、幼儿运动系统的卫生保健

(一) 教育幼儿保持正确姿势

保持正确姿势，形成良好体态，即“坐有坐相、站有站相”，不仅是为了美观，更是为了保证幼儿身心健康发育。不良体态如驼背、严重脊柱侧弯等，使胸廓畸形，可严重影响幼儿的心肺发育，易患呼吸系统疾病。体态不良的幼儿也容易产生自卑感，影响健全性格的形成。

为防止骨骼变形，形成良好体态，需注意以下几点：婴儿不宜过早坐站，不宜睡软床和久坐沙发。负重不要超过自身体重的 1/8，更不能长时间单侧负重。托幼机构应配备与幼儿身材合适的桌椅。教师要随时纠正幼儿坐、立、行中的不正确姿势，并为幼儿做出榜样。

正确站姿是：头端正，两肩平，挺胸收腹，肌肉放松，双手自然下垂，两腿站直，两足并行，前面略分开。

正确坐姿是：头略向前，身体坐直、背靠椅背；大腿和臀部大部分坐在座位上；小腿与大腿呈直角，两手自然放在腿上；脚自然放在地上。有桌子时，身体与桌子距离适当；两臂能自然放在桌子上，不耸肩或塌肩，坐时两肩一样高。

（二）组织适当的体育锻炼和户外活动

体育锻炼和户外活动，可使肌肉更健壮有力；可刺激骨的生长，使身体长高，并促进骨中无机盐的积淀，使骨更坚硬。户外活动时适量接受阳光照射，可使身体合成维生素 D 以预防佝偻病。锻炼时血液循环加快，可为骨骼、肌肉提供更多的营养。

要根据幼儿的年龄特点，选择运动方式及运动量，使幼儿全身得到充分锻炼。

（三）衣服要宽松适度

幼儿不宜穿过于紧身的衣服，以免影响血液循环；鞋过小会影响足弓的正常发育；衣服、鞋宽松应适度，过于肥大会影响运动，易造成意外伤害。

（四）供给充足的营养

骨的生长需要大量蛋白质、钙和磷等，还需要维生素 D 促进钙、磷的吸收；肌肉生长及“能量”的贮存，需要大量蛋白质和葡萄糖。合理膳食是保证骨骼、肌肉发育的重要条件。

第二节　循环系统

一、什么是循环系统

循环系统包括血液循环系统和淋巴循环系统。这个系统担负着全身的交通运输，将营养送到全身，把废物排出体外。

血液循环指血液从心脏流向全身，再从全身回到心脏的过程，该系统包括血液、心脏和血管。淋巴循环是指全身淋巴液进入血管、参加血液循环的过程，淋巴系统包括淋巴液、淋巴管和淋巴结。

（一）血液循环系统

1. 血液

血液存在于心脏和血管中，由血浆和血细胞组成。

血浆为淡黄色、透明的液体，它是血细胞生存的环境，并起着运送血细胞、养料、细胞和代谢废物等作用。血浆中的纤维蛋白酶原和钙有帮助伤口止血的作用。

血细胞分为红细胞、白细胞和血小板。

成熟的红细胞没有细胞核，呈双面凹陷的圆盘状，体积较小，数目很多，每立方毫米血液中有红细胞 350 万～500 万个。红细胞能把氧气输送到身体各部位，并把二氧化碳运送到肺。上述功能与细胞内的血红蛋白有关。血红蛋白又叫血色素，是一种含铁的蛋白质，使血液呈红色。血红蛋白能与氧结合，把氧输送到组织中去，再与二氧化碳结合，把它输送到肺，以完成吐故纳新。

白细胞体积较大，数目较少，每立方毫米血液中有 5 000～10000 个。白细胞能吞噬病菌，当白细胞数量少于正常值时，机体抵抗力降低，容易感染疾病。白细胞数目明显增多，则反映机体已有病菌感染。

血小板很小，能止血和凝血，皮肤上伤口出血时，血小板与血浆中的纤维蛋白和钙共同作用，凝成血块堵住伤口。伤口较大时，血小板可使血管收缩，减少出血。每立方毫米血液中有血小板 10 万～30 万个。

2. 心脏

心脏位于胸腔内，形状像个桃子，心底部连接着主动脉，心尖游离向左下方。

心脏内部有四个腔。上面两个叫心房，下面两个叫心室。房室之间有瓣膜，为单向的阀门，保证血液从心房流向心室，而不会倒流。心脏左右两半互不相通。

心脏每分钟跳动的次数称心率，测心率应在受试者处于安静状态时进行。

3. 血管

血管是血液循环的通道，分为动脉、静脉和毛细血管。

动脉是血液从心脏流向全身的管道。连接左心室的是主动脉，管壁很厚、富有弹性，管径较粗大。由于心室收缩的推动力及血管壁的弹性，主动脉内的血流速度很快。主动脉分出颈动脉、腹主动脉、冠状动脉等，再逐级分支，越分越细，管壁也越来越薄，血液流速逐渐减慢。

毛细血管由动脉逐级分支后形成。管径极小，管壁极薄。血液流经毛细血管时，速度极慢，使血液中的氧及养料能透出毛细血管壁输送给细胞；同时，细胞代谢的废物又透过管壁进入毛细血管，再进入静脉。

静脉是血液流回心脏的管道，由毛细血管静脉端逐渐汇集而成。与动脉相反，它是越来越粗，最粗大的是连接右心房的上、下腔静脉。经过物质交换后的血液由静脉进入右心房，再入肺进行气体交换。

血液流动时，对血管壁产生的侧压力，称血压，一般指动脉压。心室收缩时产生的压力称收缩压，心室舒张时产生的压力称舒张压。

心脏有节律地收缩舒张时，会引起主动脉的搏动，并沿着动脉管壁传播，使身体其他部位的动脉管壁也跟着搏动，称为脉搏。脉搏可反映心脏和动脉的机能状况。

4. 血液循环

血液循环可分为体循环和肺循环。

体循环：由于左心室收缩血液进入主动脉、各级动脉、全身毛细血管网（进行物质和气体交换），再进入各级静脉、上下腔静脉，流回右心房。主动脉及各级动脉中的血液富含氧气，颜色鲜红，称动脉血；静脉血颜色发暗，含较多废物和二氧化碳。

肺循环：由于右心室收缩血液进入肺动脉，到肺泡壁毛细血管（进行气体交换），再经肺静脉流回右心房。

5. 心血管活动的调节

心脏和血管的活动，受植物性神经支配。当交感神经兴奋时，心跳加快、血压上升；副交感神经兴奋时，心跳减慢，血压降低。

（二）淋巴系统

淋巴循环是血液循环的辅助装置，包括淋巴液、淋巴管、淋巴结、扁桃体等。

1. 淋巴液和淋巴管

细胞代谢的废物及细胞间的水分，渗透进淋巴管，形成淋巴液。毛细淋巴管分布于全身，逐渐汇合成较大的淋巴管，最后汇集到两根较粗的淋巴干。淋巴干与上、下腔静脉相通，淋巴液由此进入静脉，加入血液循环。

2. 淋巴结

淋巴管道上有许多大小不一的扁圆形小体，叫淋巴结。淋巴结大多成群存在，身体浅表部位的淋巴结群主要在颈部、腋窝、腹股沟等处。淋巴细胞随淋巴液进入血液循环，参与机体的免疫功能。不同部位的淋巴结能过滤一定范围的淋巴液，扣留并消灭其中的异常细胞和病菌。同时，机体异样时，相应的淋巴结会肿大、疼痛，所以，淋巴结的状况，可作为诊断疾病的参考。

3. 扁桃体

扁桃体位于咽部后壁两侧，与机体免疫有密切关系。

二、幼儿循环系统的特点

（一）血液

幼儿的血液总量相对比成人多，占体重的8%～10%。但幼儿的造血器官易受伤害，某些药物及放射性污染对造血器官危害极大。

婴幼儿生长发育迅速，血液循环量增加很快，喂养不当或幼儿严重挑食、偏食，容易发生贫血。

幼儿血液中血小板数目与成人相近，但血浆中的凝血物质（纤维蛋白、钙等）较少，因此一旦出血，凝血较慢。

幼儿白细胞吞噬病菌能力较差，发生感染容易扩散。

（二）心脏

由于婴幼儿心脏输出量少，而新陈代谢旺盛，为满足需要，只有加快心率来补偿。年龄越小，心率越快（见表 2-1）。

表 2-1　不同年龄的心率

年龄	新生儿	1～2 岁	3～4 岁	5～6 岁	7～10 岁	成人
平均心率（次/分钟）	140	110	105	95	85～90	75

常以测量脉搏来表示心率。儿童的脉搏很容易受内外各种因素的影响而不稳定，如哭闹、进餐、发热、运动等都会影响脉搏。因此，测量脉搏应在儿童安静时进行。

（三）淋巴器官

幼儿时期淋巴系统发育较快，淋巴结的保护和防御机能显著。扁桃体在 4～10 岁发育达到高峰，此年龄阶段儿童易患扁桃体炎。

三、幼儿循环系统的卫生保健

（一）合理组织体育锻炼，增强体质

组织幼儿进行适合其年龄特点的体育锻炼，可以促进血液循环，增强造血机能；能提高心脏的工作能力，增加每搏输出量。

组织幼儿锻炼应注意让幼儿每天有体育活动时间，但对不同年龄、不同体质的幼儿应安排不同时间、不同强度的活动。避免长时间的剧烈活动以及要求憋气的活动（如拔河比赛等）。运动前做好准备活动，结束时做整理活动，尤其在比较剧烈的运动后不宜立即停止。因为运动时，心脏向骨骼肌输送大量血液，如果立即停止运动，血液仍留存在肌肉中，静脉回流减少，使心输出量减少，血压降低，可造成脑暂时缺血，引起恶心、呕吐、面色苍白、心慌甚至晕倒等后果。

（二）预防动脉硬化应始于儿童

预防动脉硬化应从幼年开始，使幼儿形成有利于健康的饮食习惯。儿童膳食应控制胆固醇和饱及脂肪酸的摄入量，同时，宜少盐，口味宜“淡”。

（三）纠正幼儿挑食、偏食的毛病，预防缺铁性贫血

（四）发烧时卧床休息，减轻心脏负担

第三节　呼吸系统

一、什么是呼吸系统

人体不断吸进氧气、呼出二氧化碳的过程，称为呼吸。

呼吸系统由呼吸道和肺组成。呼吸道包括鼻、咽、喉、气管和支气管，是气体进出肺的通道。肺是气体交换的场所。

（一）呼吸道

1. 鼻

鼻是呼吸道的起始部分。

鼻腔被鼻中隔分为左、右两腔。鼻腔前部有皮肤，上有鼻毛，其余部分覆盖着黏膜，分布着丰富的血管，能温暖和湿润吸入的空气。鼻黏膜能分泌黏液，其中含有能灭菌的酶类，空气进入鼻腔被鼻毛和鼻黏膜过滤、净化。鼻旁窦是鼻腔周围含气的空腔，发音时起共鸣作用。

鼻还是嗅觉器官。

2. 咽

咽是呼吸道与消化道的共同通道。鼻咽部后壁两侧上方，有一对咽鼓管开口，通过咽鼓管与中耳鼓室相通。

3. 喉

喉既是呼吸道的一部分，也是发音器官。喉腔前上部有一块叶状的会厌软骨，吞咽时，喉上升，会厌软骨就盖住喉口，防止食物进入呼吸道。喉腔侧壁左右各有一条声带，两条声带之间的空隙叫声门裂。发音时，声带拉紧，声门裂缩小，呼出的气流冲击声带，使之振动而发出声音。

4. 气管、支气管

气管上与喉相接，下入胸腔分为左、右支气管。管壁内表面覆盖着有纤毛的黏膜，能分泌黏液，能粘住吸入的尘粒与病菌，黏膜上密集的纤毛不断向喉口方向摆动，经咳嗽将痰排出体外。

（二）肺

肺位于胸腔内。支气管入肺后逐级分支，越分越细，最后形成肺泡管，附有很多肺泡。

肺泡壁很薄，外面缠绕着毛细血管网和弹性纤维。弹性纤维使肺泡富有弹性。毛细血管与肺泡紧贴在一起，有利于气体交换。

（三）呼吸运动

胸廓有节律地扩大和缩小，称为呼吸运动，包括肋骨和膈肌的运动。

呼吸运动受中枢神经的调节。呼吸频率随年龄、性别的不同而有所不同。尽力吸气后，再尽力呼出的气体量，称为肺活量。测量肺活量，可判断一个人呼吸机能的强弱。

二、幼儿呼吸系统的特点

（一）呼吸器官的特点

婴幼儿鼻腔较狭窄，黏膜柔嫩，血管丰富，缺少鼻毛，容易受感染。感染时可引起鼻黏膜充血、肿胀，分泌物增多，造成鼻腔堵塞。

鼻中隔前下方血管丰富，容易因干燥、外伤等原因出血，称为“易出血区”。

鼻泪管较短，鼻腔感染可引发泪囊炎、结膜炎等。

幼儿喉腔狭窄，黏膜柔嫩，有丰富的血管和淋巴组织。如果感染，可因黏膜充血、肿胀使喉腔更狭窄，致呼吸困难。

幼儿喉部的保护性反射机能尚不完善，吃食物时说笑，容易将未嚼碎的食物呛入呼吸道。

幼儿声带容易疲劳，若发生肿胀充血，可造成声音嘶哑。

幼儿气管和支气管管腔较狭窄，管壁柔软，缺乏弹性组织；纤毛运动较差，若发生感染易造成呼吸困难。

幼儿肺泡数量少、容积较小，若被黏液阻塞，也易引起呼吸困难。

（二）呼吸运动的特点

幼儿新陈代谢旺盛，机体需氧量相对比成人多，只能加快呼吸频率以满足需要，所以年龄越小，呼吸频率越快。新生儿每分钟呼吸 40～44 次，1 岁以内约 30 次，1～3 岁约 24 次，4～7 岁约 22 次。

因调节呼吸运动的神经中枢发育尚未完善，婴幼儿呼吸节律常不稳定。因呼吸肌较弱，以腹式呼吸为主。

三、幼儿呼吸的卫生保健

（一）培养幼儿良好的卫生习惯

（1）养成用鼻呼吸的习惯，充分发挥鼻腔的保护作用。若幼儿白天张口呼吸，睡眠时打鼾，可能是由于鼻咽后壁的增殖腺肥大所致，应去医院诊治。

（2）教育幼儿不挖鼻孔，以防鼻腔感染或引起鼻出血。

（3）教育幼儿咳嗽、打喷嚏时，不要面对他人，用手帕捂住口鼻。教给幼儿正确的擤鼻涕方法。

（4）不要让幼儿蒙头睡眠，以保证吸入新鲜空气。

（二）保持室内空气新鲜

新鲜空气含氧量充足，能满足机体需要。室内应经常开窗通风换气。

（三）科学组织幼儿进行体育锻炼和户外活动

经常参加户外活动和体育锻炼，可以加强呼吸肌的力量，促进胸廓和肺的正常发育，增加肺活量。户外活动还能提高呼吸系统对疾病的抵抗力，预防呼吸道感染。

（四）严防呼吸道异物

培养幼儿安静进餐的习惯，不要边吃边说笑。教育幼儿不要边玩边吃小食品，更不可抛起来“接食”。

不要让婴幼儿玩玻璃球、硬币、扣子、豆类等小东西。教育他们不要把这些小物件放入鼻孔。婴幼儿不要玩塑料袋，以防他们套到头上。

（五）保护幼儿声带

选择适合幼儿音域特点的歌曲或朗读材料，每句不要太长，每次练习时，发声时间在4～5分钟内。鼓励幼儿用自然、优美的声音唱歌、说话，避免高声喊叫。练习发声的地点应保持空气流通，温度湿度适宜。冬季不要在室外练声，要避免幼儿在温度骤变的情况下练习发声。

第四节　消化系统

一、什么是消化系统

消化系统由消化道和消化腺组成。

消化道包括口腔、食道、胃、小肠、大肠和肛门。

消化腺能分泌消化液。消化液含有水、无机盐和多种消化酶，能分别消化分解不同的营养物质。

（一）口腔

口腔是消化道的起始部分，包括牙齿、舌，还有三对唾液腺的开口。

1. 牙齿

牙齿是人体最坚硬的器官，长在上、下颌骨的牙槽里。牙齿的外形包括三部分：长在牙槽骨中的叫牙根，露在口腔中的叫牙冠，牙根与牙冠之间叫牙颈。牙颈表面覆盖着黏膜，叫牙龈。牙齿主要由牙本质构成，在牙冠部位，牙本质外层为乳白色的牙釉质，极坚硬，但损坏后不能再生。在牙根部位，牙本质外层是牙骨质。牙齿中央有空腔，称牙髓腔，有丰富的血管和神经。若因患龋齿使牙髓暴露，会引起疼痛。

牙齿的形态可分为切牙、尖牙、双尖牙、磨牙四种类型。成人口腔中一般有 32 颗牙齿，上下、左右对称，排序为：磨 3、双尖 2、尖 1、切 2。

牙齿的主要功能是咀嚼、磨碎食物，使食物与消化液混合。牙齿还能辅助发音。

2. 舌

舌面上有味蕾，能辨别味道；舌能帮助搅拌和吞咽食物，并帮助发音。

3. 唾液腺

唾液腺包括腮腺、下颌腺和舌下腺，能分泌唾液进入口腔。

唾液含水分、淀粉酶、溶菌酶等。

（二）胃

胃是消化道中最膨大的部分，位于腹腔左上方。胃的上端与食道相通处叫贲门，下端与十二指肠相通处叫幽门。胃壁内表面为黏膜层，可分泌胃液。胃能暂时贮存食物，并初步消化食物。

胃蛋白酶能初步分解蛋白质。胃酸是浓度很低的盐酸，能刺激胃蛋白酶的活性，帮助溶解食物，促进铁的吸收，并能杀菌和抑菌。胃排空时间与食物的质量有关。流质食物比固体食物排空快。碳水化合物排空需2小时，蛋白质排空较慢，需2～3小时，脂肪需4～6小时才能排空。一般混合性食物的排空需4～5小时。胃排空后不久，即出现空胃运动，产生饥饿感。

（三）小肠

小肠是消化道中最长的部分，小肠与胃相接的部分叫十二指肠，这里有胰腺导管和胆总管的开口，胰液和胆汁由此进入小肠。

小肠内壁有肠腺，可分泌肠液。小肠内的消化液主要包括肠液、胃液、胰液和胆汁，含有各种消化酶。食糜进入小肠后可停留3～8小时，在肠内与消化液充分混合，小肠是人体内消化和吸收的重要场所。

（四）大肠

食物经小肠消化分解吸收后剩下的食物残渣进入大肠。大肠能暂时贮存食物残渣，吸收其中的水分、无机盐和部分维生素，并能利用肠内某些物质合成维生素K。食物残渣最后形成粪便，经大肠蠕动推送到直肠、肛门排出体外。

（五）肝脏

肝脏是人体最大的消化腺，位于腹腔的右上部。肝脏分泌胆汁，暂时贮存于胆囊，进食含脂肪类食物时，胆汁即流入小肠，帮助消化脂肪。肝脏把血液中多余的葡萄糖转化为糖原，暂时贮存起来，机体需要时又释放出来。肝脏能清除血液中的杂质，并对药物、酒等有解毒作用。

（六）胰腺

胰腺分泌胰液进入小肠，能中和胃酸，保护肠黏膜。胰液中的多种消化酶，能帮助小肠内的消化顺利进行。胰腺内还有特殊的细胞群，称为“胰岛”，是内分泌组织，能分泌胰岛素，直接进入血液循环，调节血糖浓度，保持血糖相对稳定。

二、幼儿消化系统的特点

（一）口腔

1. 牙齿

牙齿的发育始于胚胎第六周，到出生时已有20个乳牙牙胚，生后6～8个月时，下中切牙萌出，2～2.5岁出齐20颗乳牙。乳牙萌出过程中，恒牙已开始发育。一般于6岁左右，首先萌出的恒牙叫第一恒磨牙，又叫六龄齿。

乳牙因牙釉质薄，牙本质较松脆，易生龋齿。

2. 唾液腺

新生儿及小婴儿，由于唾液腺未发育成熟，分泌唾液较少，因此口腔较干燥。生后三四个月，唾液腺逐渐发育，分泌增多，唾液常流出口外，称为“生理性流涎”，随着生长可逐渐消失。

（二）胃

婴幼儿胃壁肌肉薄，伸展性较差，胃的容量小，且消化能力较弱。给婴幼儿提供的食物以及每餐的间隔时间，应考虑到其年龄特点。

（三）肠

婴幼儿肠管相对较长；小肠黏膜有丰富的毛细血管和淋巴管，吸收能力较强，但自主神经的调节能力差，容易发生肠道功能紊乱，引起腹泻或便秘。

（四）肝脏

婴幼儿肝脏相对较大，在肋缘下摸到肝脏下缘，一般为生理现象。

因肝脏分泌胆汁较少，对脂肪的消化能力较差；肝脏贮存糖原较少，容易因饥饿发生低血糖。肝脏解毒能力较差。

（五）胰腺

婴幼儿时期胰腺对淀粉类和脂肪类的消化能力较弱，主要依靠小肠液的消化。随着年龄增长，胰腺功能日趋完善。

三、幼儿消化系统的卫生保健

（一）保护牙齿

（1）定期检查牙齿。至少每半年检查一次，以便及时发现问题，及时矫治。

（2）培养幼儿早晚刷牙、饭后漱口的习惯。从 2 岁半开始即应养成早晚刷牙的习惯。指导幼儿学会正确的刷牙方法：顺着牙缝竖刷，刷上牙自上而下，刷下牙自下而上；磨牙的里外要竖刷，咬合面横刷；刷牙时间不要太短，要使牙齿里外及牙缝都刷到。为幼儿选择头小，刷毛较软、较稀的儿童牙刷，每 3 个月左右更换一次。每次刷牙后将牙刷清洗干净、甩干，刷头向上放在干燥的地方。

（3）教育幼儿不要咬坚硬的东西。

（4）婴幼儿饮食中供应充足的钙。常吃含纤维素较多的食物，如蔬菜、水果、粗粮等，可以清洁牙齿。

（5）纠正幼儿某些不良习惯。如托腮、咬舌、咬唇、咬指甲、吃手指等，以预防牙列不齐。若乳牙该掉不掉影响恒牙萌出，应及时拔除滞留的乳牙，以保证恒牙正常萌出。

（二）培养幼儿良好的进餐习惯

（1）饭后擦嘴、漱口，吃完零食也应及时漱口。

（2）养成细嚼慢咽的习惯。细嚼慢咽有利于食物与消化液充分混合，能减轻肠胃负担，促进人体对营养素的吸收。细嚼慢咽还可使食欲中枢及时得到饱的信号，避免过量饮食。

（3）饮食定时定量，不暴饮暴食。少吃零食，不挑食。

（4）不要边吃边说笑，更不要边玩耍边吃零食。

（三）饭前饭后不要组织幼儿进行剧烈运动

饭前应安排幼儿进行室内较安静的活动。饭后宜轻微活动，如散步，1～2 小时后方可进行体育活动。

（四）培养幼儿定时排便的习惯，预防便秘

让幼儿养成定时排便的习惯。不要让幼儿憋着大便，以防形成习惯性便秘。适当运动，多吃蔬菜、水果等含粗纤维较多的食物，多喝开水，都可促进肠道蠕动，预防便秘。

第五节　泌尿系统

一、什么是泌尿系统

人体新陈代谢产生的大部分代谢产物，通过泌尿系统，以尿的形式排出体外。泌尿系统包括肾、输尿管、膀胱和尿道。肾脏生成尿，输尿管、膀胱和尿道排尿，膀胱还能暂时贮存尿液。

（一）肾

肾位于腹腔后部腰椎两侧，左右各一个。外形像蚕豆。血液流经肾脏，大部分的水、所有的葡萄糖及部分无机盐被重新吸收入血，剩余少量水、无机盐和所有的废物。每天，人体血液在肾脏被反复“清洗”，将废物排出体外。

（二）膀胱

膀胱位于盆腔内，底部有通向尿道的开口。尿道开口处是环形括约肌，可控制尿道口，使尿液不外漏。当膀胱内贮满尿液后，膀胱内壁的神经末梢将刺激传到大脑，使人产生尿意，同时刺激传入位于脊髓的排尿中枢使膀胱平滑肌收缩，尿道口括约肌舒张，尿液由尿道排出。当大脑判断不宜排尿时，就抑制排尿中枢，使尿道括约肌收缩，关闭尿道口，防止尿液从膀胱漏出。

二、幼儿泌尿系统的特点

1. 肾功能较成人差。婴幼儿时期肾发育不完善，浓缩尿及排泄毒物的功能较差。
2. 膀胱贮尿机能差，排尿次数多。
3. 尿道短，易发生上行性泌尿道感染。

三、幼儿泌尿系统的卫生保健

（一）养成及时排尿习惯

教师应注意培养幼儿及时排尿的习惯，不要让幼儿长时间憋尿。如果经常憋尿，不仅难以及时清除废物，还容易发生泌尿道感染，可在活动前及睡眠之前提醒幼儿排尿，养成习惯。但不要频繁地提醒幼儿排尿，以免形成尿频，影响膀胱正常贮尿机能。6 个月左右的婴儿，可在成人帮助下训练坐盆，1 岁时即可主动坐盆排尿。不要让婴幼儿长时间坐便盆，以免影响正常的排尿反射。

（二）保持会阴部卫生，预防泌尿道感染

（1）让幼儿养成每晚睡前清洗外阴的习惯。要有专用毛巾、洗屁股盆，不要用洗脚水洗外阴，毛巾要经常消毒。

（2）1 岁以后活动自如的幼儿就可穿封裆裤。教育幼儿不要坐地。

（3）每天适量喝水，既可满足机体新陈代谢的需要，及时排泄废物，又可通过排尿起到清洁尿道的作用。

（4）教会幼儿大便后擦屁股要从前往后擦，以免粪便中的细菌污染尿道。

（5）托幼机构的厕所、便盆应每天消毒。

第六节 神经系统

一、什么是神经系统

人的意识产生于脑。人体的各种生理活动均受神经系统的调节。

神经系统分为中枢神经系统和周围神经系统两部分。中枢神经系统包括脑和脊髓；周围神经系统包括脑神经、脊神经和植物性神经。

（一）神经元

神经元即神经细胞，是神经系统的基本结构和功能单位。神经元的结构可分为细胞体和突起两部分。细胞体是神经元营养和代谢的中心，并能整合信息。突起分为轴突和树突。每个神经元有众多短小的分支，就是树突。树突能接受刺激，并将刺激传向细胞体。神经上有一条细长的分支，是轴突。它能将神经冲动从细胞体传出。有的轴突外包有髓鞘，起保护和绝缘的作用。

（二）脊髓和反射

脊髓位于脊柱的椎管内，上与脑干相连，下达腰椎。

脊髓是中枢神经系统的低级部位。从脊髓发出许多神经，通过椎间孔，分布于躯干、四肢和内脏，称为脊神经。来自躯干、四肢及内脏器官的刺激先传到脊髓，再传入脑。如果脊髓受到横断损伤，损伤面以下的身体各部位将失去与脑的联系，发生感觉和运动障碍，称为截瘫。

反射是人体对内外环境中各种刺激发出的反应，是神经系统调节机体活动的基本方式。按照巴甫洛夫的观点，反射可分为无条件反射和条件反射两种。无条件反射是指先天具备的、不学而会的反射活动，如奶头放到新生儿嘴里，他就能吮吸并吞咽乳汁；膀胱贮满尿液，新生儿就要排尿等。无条件反射在脊髓及脑干参与下即可完成。在无条件反射的基础上，经过后天学习训练而形成的反射叫条件反射。比如，妈妈每次给新生儿喂奶时，都抱成一定的姿势，大约到新生儿出生后的第 11 天，当妈妈把新生儿抱成喂奶的“一定姿势”，奶头还没放到新生儿的嘴里时，新生儿便做出吸吮的动作。这就是对喂奶姿势的条件反射。

（三）脑

脑位于颅腔内，分为大脑、小脑、间脑和脑干四部分。

脑干将脑与脊髓连接起来，它自下而上可分为延髓、脑桥和中脑。脑干中有调节呼吸、循环、吞咽等基本生理活动的神经中枢，脑干受损伤，可危及生命。

间脑在脑干上方，大部分被大脑覆盖，包括丘脑和下丘脑。

丘脑能将全身各部位传入的神经冲动进行简单的分析，更换神经元后，传递到大脑皮质的相应区域。全身传入神经冲动在到达丘脑前交叉到对侧，因此，一侧丘脑受伤时，对侧肢体的感觉将会丧失。

下丘脑位于丘脑前下方，体积很小，作用却很大，它有控制体温、食欲及干渴感觉的中枢，还有调节人体对环境刺激发生情绪性反应的中枢。下丘脑前部的脑垂体，是影响儿童生长发育的重要内分泌腺，它分泌的生长激素能调节儿童生长发育的速度。

小脑位于大脑后下方，脑干背侧。小脑通过神经纤维与脑干、大脑、脊髓发生联系。小脑能处理大脑发向肌肉的信号，维持肌肉的紧张度，控制人体的活动，并保持人体随意运动的平衡与协调。

大脑是中枢神经系统的最高级部分，也是人类进行思维和意识活动的器官。

大脑分左、右两半球，表面凹凸不平，凹陷处称为“沟”（深的叫裂），隆起处称为“回”，“沟”与“回”大大增加了大脑的表面积。较大的沟裂有中央沟、大脑外侧裂和顶枕裂，这些沟裂将大脑表面分成额叶、顶叶、颞叶和枕叶四部分。

大脑的表面集中了大量神经元细胞体，2～3毫米厚，称为大脑皮质。大脑皮质的神经元能接受刺激，整合、处理信息，并以记忆的形式贮存各种信息。大脑皮质以内是众多的神经纤维，使大脑两半球之间及大脑与脑的其他部分之间发生广泛联系。

根据大脑皮质各部位主要机能的不同，可划分为许多机能区，叫“大脑皮质机能定位”，也叫某种活动的中枢。如额叶有记忆、思维中枢；枕叶有视觉中枢；颞叶有听觉中枢；顶叶有躯体感觉中枢。

脑神经从脑发出，主要分布于头、面部的器官。

（四）植物性神经

植物性神经从脑和脊髓发出，分布于内脏器官。在中枢神经系统的控制下，植物性神经通过支配内脏器官的活动，调节机体的营养、呼吸、循环、内分泌、排泄、生长及生殖等生理活动，并影响机体的新陈代谢。

植物性神经可分为交感神经和副交感神经两类，它们分布于同一器官，作用相反，相互制约，使内脏器官的活动协调、准确。

二、幼儿神经系统的特点

（一）脑发育非常迅速

婴幼儿时期脑的发育非常迅速，从出生到7岁，脑重量增加近4倍，7岁左右已基本接近成人。与此同时，脑的机能也逐渐复杂、成熟和完善起来，为建立各种条件反射提供了生理基础。

（二）中枢神经系统的发育不均衡

脊髓和脑干在出生时即已发育成熟，而小脑发育则相对较晚，从 1 岁左右迅速发育，3～6 岁逐渐发育成熟。所以，1 岁左右学走路时步履蹒跚，3 岁时已能稳稳地走和跑，但摆臂与迈步还不协调；到 5～6 岁时，就能准确协调地进行各种动作，如走、跑、跳、上下台阶，而且能很好地维持身体的平衡。

大脑皮质发育极为迅速。到 8 岁左右，儿童大脑皮质发育已基本接近成人。

脑的发育是否完善，主要受两种因素的影响，其一为遗传基础，即发展的潜力；其二为个体生长环境中各种刺激的作用，丰富的、适度的刺激可促进脑细胞结构和机能的发育。优生，提供了脑发育的良好潜力；优育，给婴幼儿丰富的生活体验，使潜力得以充分发挥。

（三）大脑皮质的兴奋与抑制过程发展不平衡

幼儿大脑皮质发育尚未完善，兴奋占优势，抑制过程形成较慢，但兴奋持续时间较短，容易泛化，主要表现为对事物保持注意的时间不长，常随兴趣的改变而转移注意，动作缺乏准确性等。

（四）植物性神经发育不完善

交感神经兴奋性强，而副交感神经兴奋性较弱。比如，婴幼儿心率及呼吸频率较快，但节律不稳定；胃肠消化能力极易受情绪影响。

三、幼儿神经系统的卫生保健

（一）保证合理的营养

婴幼儿正值脑细胞发育的高峰期，如果缺乏必需的营养物质，如优质蛋白质、脂类、无机盐等，将影响神经细胞的数量及质量。

（二）保证空气新鲜

成人脑的耗氧量约占全身耗氧量的 1/4；婴幼儿脑耗氧几乎占全身耗氧量的 1/2。因此，婴幼儿生活的环境应空气新鲜。新鲜空气含氧多，可以确保婴幼儿发育对氧气的需求。

（三）保证充足的睡眠

睡眠可使全身各系统、器官，特别是神经系统得到充分休息，消除疲劳，积蓄养料和能量。睡眠时脑垂体分泌的生长激素多于清醒时的分泌量。长时间睡眠不足，会影响婴幼儿身体和智力的发育。睡眠时间有明显的个体差异，总的要求是年龄越小，睡眠时间越长；体弱儿睡眠多一些。

（四）制定和执行合理的生活制度

托幼机构应根据幼儿的年龄特点，合理地制定生活制度，安排好不同年龄班一日活动的时间和内容。生活有规律，形成良好习惯，可以更好地发挥神经系统的功能。

（五）创设良好的生活环境，使幼儿保持愉快的情绪

托幼机构保教人员要热爱、关心幼儿，为幼儿创设良好的生活环境与社会环境；与幼儿建立良好的师生关系，帮助和引导幼儿与同伴友好相处；坚持正面教育，不伤害幼儿的自尊心；不歧视有缺陷的幼儿；更不能体罚或变相体罚幼儿，以保证孩子在托幼机构中生活愉快。

（六）安排丰富的活动及适当的体育锻炼

丰富的活动，特别是适合幼儿年龄特点的体育锻炼，能促进脑的发育，能提高神经系统反应的灵敏性和准确性。为使大脑两半球均衡发展，应使幼儿的动作多样化，如两手同时做手指操、攀爬及各种幼儿基本体操等。日常活动中注意让幼儿多动手，尽早用筷子进餐，学会使用剪刀，玩串珠子游戏等。让幼儿在活动中“左右开弓”，能更好地促进大脑两半球的发育。

第七节　感觉器官

感觉是人们认识世界的途径。感觉包括视觉、听觉、嗅觉、触摸觉、味觉及本体感觉等。视觉是人们认识世界的主要途径，人们获得的知识70%来自视觉。

一、视觉器官——眼

（一）概述

眼球是感受光线刺激的视觉器官。眼球由眼球壁和眼球内折光物质组成。眼球周围的附属结构除眼肌外，还包括眼睑、结膜、泪腺、睫毛、眉等。

1. 眼球壁

眼球壁的最外层是巩膜和角膜，较厚、白色、坚韧的巩膜，能保护眼球；巩膜前方是透明的角膜，有丰富的神经末梢。

眼球壁中层后三分之二为脉络膜，有大量色素和血管，能防止光线散射，并为眼球输送营养。脉络膜前缘是由睫状肌构成的睫状体，睫状体借悬韧带与晶状体相连。睫状体向前是环形的虹膜，虹膜含色素，决定“眼球”的颜色。虹膜中央是圆形的瞳孔。随着光线强弱的变化，瞳孔可改变大小，进而调节进入眼内光线的强弱。

眼球壁最内层是视网膜，能将光刺激转化为神经信号，传到大脑皮质，形成视觉形象。视网膜上有两种感光细胞，一种是视锥细胞，能感觉强光和有色光；另一种是视杆细胞，能感受弱光刺激，使人们在较黑暗的环境中仍能看清物体的轮廓。

2. 眼球内的折光物质

包括房水、晶状体和玻璃体。其中最重要的是晶状体。晶状体位于虹膜后方，形似双凸透镜，有弹性。晶状体借悬韧带与睫状体相连，通过睫状肌的收缩和舒张而改变其凸度，光线经过晶状体的折射，在视网膜上聚焦成像。晶状体的弹性随年龄增长而下降。

晶状体与角膜之间是房水。房水有营养角膜和晶状体的作用，并维持眼压。晶状体与视网膜之间是一个较大的空隙，填充着无色透明的胶状物，称玻璃体，它能支撑眼球并加强聚光效果。

若光线经过折光物质不能准确地在视网膜上聚焦成像，大脑皮质不能收到清晰的信号，难以形成清晰的图像，就称为屈光不正，包括近视、远视和散光。

（二）幼儿眼睛的特点

（1）眼球前后径较短，呈生理性远视，一般到 5～6 岁左右转为正视。

（2）晶状体弹性大，调节能力强，因此能看清很近的物体。如果幼儿形成不良的用眼习惯，长时间视物过近，则会使睫状肌过度紧张而疲劳，以致晶状体变凸，形成近视。

（三）眼的卫生保健

（1）教育幼儿养成良好的用眼习惯。①不在光线过强或暗的地方看书、画画。②看书写字时眼距书本保持 1 尺以上的距离。③不躺着看书，以免眼与书距离过近；不在走路或乘车时看书，因身体活动可导致书与眼的距离经常变化，极易造成视觉疲劳。④集中用眼一段时间后应望远或去户外活动，以消除眼的疲劳。⑤容易导致幼儿用眼时间过长的活动主要是看电视、玩电脑游戏等，因此要限制幼儿看电视和玩电脑的时间，一般每周 1～2 次，每次不超过 1 小时，小班不超过半小时。看完电视适当进行户外活动。

（2）为幼儿创设良好的采光条件。幼儿活动室窗户大小适中，使自然光充足。室内墙壁、桌椅家具等宜用浅色，反光较好。自然光不足时，宜用白炽灯照明。

（3）为幼儿提供的书籍，字体宜大，字迹、图案应清晰。教具大小要适中，颜色鲜艳，画面清楚。

（4）定期给幼儿测查视力。幼儿期是视觉发育的关键期，也是矫治视觉缺陷效果最明显的时期。定期为幼儿测查视力，以便及时发现异常，及时矫治。在日常生活中，教师要注意观察幼儿的行为，当幼儿出现某些特殊行为时，要提醒家长，及时到医院检查治疗。比如，两眼“黑眼珠”不对称；经常眨眼、皱眉、眯眼；眼睛发红或常流泪；看东西经常偏着头；经常混淆形状相近的图形；看图片只喜欢大的；手眼协调差等。

（5）教育幼儿不要揉眼睛，毛巾、手绢要专用，以预防沙眼、结膜炎。

（6）预防眼外伤。

（7）照顾视力差的幼儿，减轻他们的用眼负担，合理安排他们的座位，限制近距离用眼时间，并让他们经常望远。若幼儿配戴矫治眼镜，应要求幼儿按医生的嘱咐去做。

二、听觉器官——耳

（一）概述

耳是听觉和平衡觉器官，分外耳、中耳和内耳三部分。

外耳包括耳郭、外耳道。耳郭主要由软骨和皮肤构成，能收集声波，也是传统中医学进行耳针穴位疗法的部位。外耳道的外三分之一由软骨构成，软骨外的皮肤上有耳毛和能分泌耵聍的耵聍腺。外耳道是声波进入中耳的通道。

中耳包括鼓膜、三块听小骨和咽鼓管开口。鼓膜介于外耳和中耳之间，是一块椭圆形的薄膜。三块听小骨外连鼓膜，内与耳蜗相连，可以把鼓膜振动传到耳蜗。中耳的空隙叫鼓室，鼓室有通向咽部的咽鼓管开口。吞咽时，空气从咽部进入中耳，使鼓膜两侧的气压相等，保证鼓膜正常振动，人们才能听到清晰的声音。

内耳包括耳蜗、半规管和前庭。耳蜗内有数千根听觉神经纤维末梢，并充满液体。声波使鼓膜振动并带动听小骨，听小骨振动引起耳蜗内液体的振动，听神经将振动转化为神经信号传送到大脑皮层听觉中枢，形成听觉。半规管和前庭内有位觉感受器，人体运动时，特别是头部位置改变时，位觉感受器将刺激传到大脑，形成位觉。

（二）幼儿耳的特点

（1）外耳道比较狭窄，外耳道壁尚未完全骨化。

（2）咽鼓管相对比较短、平直、管径较粗。当鼻腔有感染时，病菌易侵入中耳，引起中耳炎。

（三）幼儿耳的卫生保健

（1）不要用锐利工具给幼儿掏耳朵，防止损伤外耳道，引起外耳道感染；若不慎损伤鼓膜，则会影响听力。若耵聍较多，发生栓塞，可请医生取出。一般，耵聍会自行脱落。

（2）预防中耳炎。要教会幼儿正确的擤鼻涕方法：用手指按住一个鼻孔擤另一个鼻孔，擤完再擤这一个，不要太用力，更不要按住两个鼻孔同时擤，以免鼻腔分泌物经咽鼓管进入中耳。不要让幼儿躺着进食、喝水。防止污水进入外耳道。若在洗头、游泳时污水进入，可将头偏向进水一侧，单脚跳几下，将水控出。

（3）减少环境中的噪声。教师应注意观察幼儿的活动，及早发现其听觉异常。如婴幼儿对突然的或过强的声音反应不敏感；与人交流时总盯着对方的嘴；听人说话喜欢侧着头，耳朵对着声源；不爱说话，或发音不清、说话声音很大；平时很乖、很安静，睡觉不怕吵；经常用手搔耳朵，说耳闷、耳内有响声等。

三、味觉器官——舌

（一）幼儿味觉的特点

味觉主要是舌的功能，舌面上有味觉感受器即味蕾，它们接受了一些溶于水的物质的刺激后，产生兴奋通过神经传入大脑，产生味觉。

小儿一出世，就能辨别酸、甜、苦、咸四种基本味道，味觉比较敏感。但对各种味道尚未形成固定的爱好。因此，要注意让幼儿尝试各种味道，以免形成偏食的不良习惯。

（二）幼儿味觉器官的卫生保健

（1）保护口腔的卫生，预防疾病，防止味觉的敏感性降低。

（2）组织幼儿膳食时应当注意供给多种味道的食物，不仅帮助幼儿识别各种食品的味道，而且也能养成不挑食的好习惯。

第八节　内分泌系统

一、什么是内分泌系统

内分泌系统是人体内的调节系统，内分泌腺释放的化学物质叫激素，激素对人体的生长发育、性成熟以及物质代谢等有着重要的调节作用。人体的内分泌腺有脑垂体、下丘脑、甲状腺、胸腺、松果体、肾上腺、性腺等，它们能分泌激素，直接进入血管和淋巴管，随血液送到全身，对调节机体新陈代谢、生长发育和生殖具有重要作用。

二、幼儿内分泌系统的特点

（一）脑垂体

脑垂体位于脑底，与下丘脑相连，出生时已发育好，脑垂体是人体最重要的内分泌器官，被称为“内分泌之王”。在4岁以前和青春期，脑垂体的生长最为迅速，机能也最活跃。脑垂体受下丘脑控制，能分泌多种激素，支配甲状腺、肾上腺、性腺的活动。

生长激素是垂体分泌的影响生长发育的一种最重要的激素，在一昼夜间，分泌并不均匀。一天中白天分泌少，夜间分泌多，小孩入睡后，生长激素才大量分泌。如果说“小孩长个子是在夜间”也有一定道理。睡眠不安，睡眠时间不够，就会影响长个儿。

1. 侏儒症

婴幼儿时期如果脑垂体分泌的激素不足，可造成侏儒症。患者出生时多数正常。2岁以后逐渐与同龄者显出差距，骨龄、出牙及囟门闭合明显延迟，身高较同龄儿童低30%，成人后身高不及1.30米。但此类患者身体各部分比例较匀称，智力大多正常。

引起身材矮小的原因很多，其中因脑垂体分泌生长激素不足所致的侏儒症，称为垂体性侏儒症，小孩虽然长得矮，但身体各部分的比例匀称。

那么如何判断身体的比例是否匀称呢？人体全部的长度（身高）可分为上、下两部分。从头顶至耻骨联合（骨盆最前面的骨头）的上缘为上部量；从耻骨联合上缘到脚底为下部量。刚出生时，上部量长，也就是躯干长、腿短，身体的中点在肚脐以上。1岁时，身体的中点移到肚脐下。随着年龄的增长，下肢比躯干长得快，全身中点随之下移，上、下部量的比例逐渐缩小。6岁时身体中点约在脐与耻骨联合之间，到12岁左右，上下部量相等，身体中点在耻骨联合。

如果小孩身材矮小，但上、下部量的比例与其年龄相符合，就是身材匀称。

2. 巨人症

若垂体分泌的生长激素过多，发生在儿童时期，则小孩生长过速，称为“巨人症”。若在成年以后才发生生长激素过多，身长不能再增长，但短骨可以进一步长大，就形成手大、指粗、鼻高、下颌突出等现象。这些部位都是肢体的尖端部分，所以称为“肢端肥大症”。

（二）甲状腺

甲状腺是人体最大的内分泌腺，位于气管上端甲状软骨两侧。甲状腺有两种细胞。一种为滤泡细胞，分泌甲状腺素（T_3T_4），另一种为滤泡旁细胞，分泌降钙素，使血钙下降，甲状腺分泌甲状腺素。甲状腺素的主要功能是调节新陈代谢，兴奋神经系统，促进生长发育。它对软骨骨化、牙齿生长、面部的外形和身高比例产生广泛的作用。

幼儿时期如果甲状腺功能不足，可以发生呆小症（克汀病）。如果分泌过多，可以得“甲亢”病（甲状腺功能亢进的简称）。

1. 克汀病（呆小症）

克汀病是甲状腺机能不足导致的。此类患儿身材矮小，比例失常，头骨过早停止发育，大脑不发达，智力低下，有不同程度的听力和言语障碍，呈痴呆面容，性发育停滞。躯干长，下肢短。

孕妇缺碘，小儿可患克汀病，在地方性甲状腺肿流行区，土壤中含碘量很少，水、粮、菜等含碘量也相应减少。孕妇缺碘，就不能供给胎儿足够的碘。碘是合成甲状腺素必不可少的原料，碘不足，胎儿甲状腺激素的合成就会减少，严重影响胎儿的中枢神经系统，尤其是脑的分化、发育。这种孩子智力明显低下，有不同程度的听力障碍，身材矮小，身体比例不匀称，躯干长，下肢短。

克汀病是一种完全可以预防的疾病。在地方性甲状腺肿流行区，可采用碘化食盐，以增加碘的摄入量。孕妇还可以常吃海带、紫菜等含碘丰富的食物。

2. 甲亢

甲亢又名突眼性甲状腺肿。小孩患“甲亢”较成人少得多，得病的大多是 6 岁左右的学龄儿童。如果甲状腺机能亢进，分泌激素过多，会使中枢神经兴奋性及感受性增高，主要表现是甲状腺肿大、突眼、多汗、心率快，脾气变得急躁，易激动，基础代谢率增加。

正常大小的甲状腺是看不到、摸不着的。甲状腺肿大，当头部保持正直位置时，能看到甲状腺，甚至脖根变粗，颈部变形。患儿眼睛突出，很少眨眼，所以该病又叫突眼性甲状腺肿，可以用药物或手术治疗。

甲状腺功能失调，常可见有甲状腺肿大，俗称“大脖子病”。研究表明，在一些甲状腺肿流行的地区，患者与缺碘有关。近年来发现该病与水源污染，或某些食物含有抑制甲状腺功能的物质有关。

（三）下丘脑

在间脑的第三脑室底，可分泌 9 种激素，对各内分泌腺的活动起调节作用，是重要的内分泌器官，称之为激素之源。它是下丘脑—垂体—靶腺系统的控制中心，例如，下丘脑对垂体的生长激素（CH）作用很大，是儿童生长发育的重要因素。

（四）肾上腺

由皮质和髓质两部分组成。皮质分泌三种内分泌素，即盐皮质类固醇、糖皮质类固醇及雄激素。这些激素主要调节水、电解质以及糖、蛋白、脂肪的代谢，调节性器官和第二性征的发育，并能增强机体对有害刺激（如过敏、炎症等）的耐受力。肾上腺髓质分泌肾上腺素和去甲肾上腺素，它们与心血管系统、淋巴系统及中枢神经系统的兴奋、内脏平滑肌的松弛、肝糖原的分解以及维持体液平衡等密切相关。

三、幼儿内分泌系统的卫生保健

（1）积极组织幼儿锻炼身体，增强体质，预防疾病，促进内分泌系统器官能正常地生长发育。

（2）供给幼儿科学的膳食。丰富和合理的营养素搭配，可以促进内分泌腺体机能的提高。如食物中缺碘使合成甲状腺素的原料不足，引起疾病。所以，妊娠期、哺乳期的妇女和幼儿，应该适当多吃些含碘的食品。

第九节　生殖系统

一、什么是生殖系统

生殖系统可分为外生殖器官和内生殖器官。男性外生殖器官包括阴茎和阴囊；内生殖器官包括睾丸、附睾、输精管、精囊、射精管和前列腺等。女性外生殖器官包括阴阜、大阴唇、小阴唇、阴蒂、前庭及前庭大腺；内生殖器官包括：阴道、子宫、输卵管及卵巢。

二、幼儿生殖系统的特点及卫生保健

（一）婴幼儿期是性心理发育的关键时期

3 岁左右，幼儿常会提问“为什么他站着小便”之类的问题；5～6 岁时可出现恋父、恋母的情感，并提出“我是怎么来的”之类的问题。婴幼儿期是形成性角色、发展性心理的关键期。教师应注意对幼儿进行科学的、随机的性教育，使幼儿形成正确的性别自我认同，并提高自我保护意识，防范性侵害。

（二）保持外生殖器官的卫生

让幼儿养成每天清洗外阴部的习惯。若幼儿出现玩弄生殖器的现象，或出现“习惯性擦腿动作”，成人不要责骂幼儿，要以有趣的事情吸引其注意力，并应查明幼儿出现这类行为的原因，以进行纠正。

思考与练习

SIKAOYULIANXI

1. 儿童骨骼系统有哪些特点？在安排幼儿活动时有哪些要求？

2. 为什么要组织幼儿坚持适当的体育锻炼和户外活动？对幼儿的身体健康有什么好处？

3. 幼儿肌肉有哪些特点？

4. 幼儿呼吸运动有什么特殊性？

5. 幼儿血液有什么特点？在卫生保健方面应注意哪些问题？

6. 为什么要保护好乳牙？怎样使孩子有一口健康的乳牙？

7. 幼儿泌尿系统有什么特点？应如何做好这方面的卫生保健工作？

8. 幼儿神经系统有哪些特点？

9. 为什么要重视婴幼儿的右脑开发？如何开发婴幼儿右脑？

10. 幼儿眼有哪些特点？有哪些方面的卫生保健？

第三章　学前儿童的生长发育

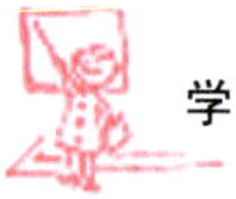

学习目标

1. 掌握学前儿童生长发育的一般规律。
2. 能够科学地分析影响幼儿生长发育的因素。
3. 掌握学前儿童身体生长发育的测量与评价方法。

第一节　生长发育概述

一、生长和发育的概念

虽然生长和发育是两个不同的概念，但由于它们有着极为密切的联系，故常连在一起使用。

生长：是指细胞的繁殖、增大及细胞间质的增加，表现为全身各系统、各组织、各器官的大小、长短及重量的增加，是一种量变。这是机体的量变过程，可以用度量衡测量出来的变化。

发育：是指身体各系统、各器官、各组织在结构和功能方面的改变，包括形态的改变及细胞与组织的分化过程。这是机体质量方面的变化。

成熟：生长发育到了比较完备的阶段，即个体在形态、生理、心理方面都已达到成人的水平，称为成熟。

学前儿童正处于迅速生长发育的重要时期，他们虽然已经具有人体的基本结构，但是各组织、各器官及各系统尚未发育完全，与成人之间差异较大。认识和掌握学前儿童身体生长发育的特点和规律，有利于开展并做好保健工作。

二、生长发育年龄阶段的划分

为了便于研究幼儿各年龄阶段的特点，我们将 6 岁以前这段时期划分为五个时期。

1. 胎儿期

从受孕到分娩约40周，共280天，这一时期称胎儿期。这一时期的特点是胎儿依赖于母体而生存，母亲的健康、营养及卫生状况均能对胎儿产生影响。胎儿期是人的一生中生长发育最迅速的时期，出生时的身长比受精胚胎增长2500倍。近年来，医学界已越来越重视围产期的保健工作［围产期是指从怀孕28周（相当于6个半月）至出生后1周（7天）］。在胎儿期，母亲的身体状况、情绪、营养及某些疾病，都可影响到胎儿的生长发育。因此，卫生保健工作应从此期开始。孕妇要避免接触有害物质，预防病毒感染，谨慎用药。同时还可以利用胎教来促进胎儿的生长发育。

2. 新生儿期

从出生到生后28天为新生儿期。这一时期的小儿由胎内依赖母体生活转到胎外独立生活，不断接触外界新环境。由于新生儿各系统发育不够健全，各种功能不够完善，抵抗力很差，生命特别脆弱，所以易受外界不良因素的刺激而发生各种疾病，因而必须科学护理和喂养，保护新生儿免遭外界不良因素的影响，帮助小儿尽快适应环境的变化。

3. 乳儿期

从出生28天到1周岁为乳儿期。这一时期小儿的生长发育特别迅速，一年后体重3倍于出生时，身长1.5倍于出生时。在这一年中，作为人类特点的直立行走、双手动作、语言交际的能力初步掌握了，大脑也迅速地发育，条件反射不断形成，这为乳儿与外界环境发生复杂的暂时联系提供了物质基础。但大脑皮质功能尚未成熟，不能耐受一些不良的刺激。因而，婴儿时期易发生高烧、惊厥等症状。同时这个时期的小儿由于来自母体的免疫抗体逐渐消耗完，自身的免疫功能尚在形成中，所以对各种疾病的抵抗能力较弱，容易得病。另外，由于小儿从吃流质食物过渡到吃固体食物，其消化功能又未臻完善，故幼儿易患消化不良、营养不良、佝偻病、贫血等疾病。鉴于上述特点，这一阶段应特别注意合理喂养，按时添加辅助食品，重视预防接种，加强护理和训练，培养幼儿良好的卫生习惯，同时提供各种良好的刺激，促进其动作、语言的发展。

4. 婴儿期

婴儿期是指1周岁至3周岁这段时间，1～3岁为先学前期，又称为托儿期。（注：个别参考书目将满月到周岁称为婴儿期）这个时期的幼儿生长速度减慢，而脑的结构和功能都在逐渐改善，第二信号系统迅速建立，此时小儿已有较为复杂的情感体验，这也是个性品质形成的阶段。因而，及时地进行早期教育有着重要的意义。这个时期的幼儿活动范围扩大了，与人交往多，接触面广，但免疫力仍低，传染病发病率较高，仍要加强预防接种。幼儿好奇好动，对生活缺乏经验，易发生意外。另外，断奶后营养供应不足，会造成营养不良，因此，为幼儿调配合理的膳食，加强安全保护以及注意预防疾病是这个时期保健工作的重点。

5. 幼儿期

幼儿期是指3周岁至六七周岁这一阶段，又称学龄前期。这个时期的特点是身高体重的生长缓慢下来，但对热量及各种营养素的需求量仍然较高。因此，要注意搞好幼儿园、家庭的膳食，满足他们生长所需热量及各种营养素的供给。同时这一时期，幼儿语言和动作迅速发展，大脑皮质的功能更加完善，智力活动非常活跃，是智力开发的有利时机（这个时期可称为造型期）。这一时期对幼儿性格的形成、智力的发展、行为习惯的养成有很大影响。因此要培养幼儿良好的生活卫生习惯和独立活动的能力，发展语言和思维，培养爱学习的良好习惯，特别要重视早期教育和智力开发，但在早期教育中要避免幼儿负担过重。另外，要培养幼儿对游戏及各种体育活动的兴趣，发展基本动作，培养想象力和创造力，提高机体的功能，增强体力（注意加强体格锻炼，增强幼儿体质），积极促进幼儿的生长发育。幼儿对疾病的抵抗力虽已增强，但由于生活范围广，其活动范围已超出了家庭和幼儿园，与外界环境的接触日益增多，得病和受伤的机会增多，所以应积极预防各种传染病及意外事故的发生。总之，这个时期的重点是应注意加强体格锻炼，增强幼儿体质，预防伤害事故的发生。同时，还要做好幼儿的心理卫生保健工作。

这一时期，幼儿园和家庭的教育起着重要的作用。幼儿教师应该与家长密切联系，共同配合，努力做好幼儿的教育和卫生保健工作。

第二节　学前儿童生长发育的规律

人体的生长发育同其他事物一样，有着自身的客观规律。这个规律是正常人体在一定的生活条件下必然的趋势和内在的本质联系。认识和掌握幼儿生长发育的规律，就可以积极创造各种有利的条件，以促进幼儿身心健康成长。

一、生长发育是由量变到质变的过程

儿童的生长发育是由不显露的细小量变发展到质变的复杂动态过程。不仅是身高的增长，体重的增加，而且是每个器官在结构上逐渐分化，在机能方面逐渐成熟。量变和质变经常是同时进行的，但各有一定的缓急阶段。如消化系统的发育，从婴儿到成人有着复杂的变化过程。在新生儿期只能接受少量流质食物，随着年龄的增加、消化机能的成熟，才能逐渐完善地消化多种固体食物。又如随着大脑重量的增加，脑细胞之间的联系加强，人的记忆、思维、分析能力也在不断地发展，使幼儿的智力、活动能力逐步发展。

二、生长发育有连续性又有阶段性

一个人从出生到成人，生长发育过程是有一定的程序的，既有连续性又有阶段性。每一个阶段都具有一定的特点，且前后阶段彼此相交替、衔接，前一阶段的发展状况

将对下一阶段产生直接的影响。若某一阶段的发育发生障碍，将会影响后一阶段的发育。例如幼儿学走路以前，一定要先学会站，学站以前一定要学会坐，学坐以前要先学会抬头。动作的发展遵循着“头尾发展规律”，即先是头部运动——抬头、转头，然后是上肢活动——取物，再是躯干活动——翻转、直坐，最后是下肢活动——两腿站立、行走。动作的发展就是按照这样的程序连续地发展的，同时，从一个动作到另外一个新的动作的飞跃，存在一定的分阶段性，如 7 个月会坐，8 个月会爬，11～12 个月会站，1 岁左右会走。

为此，教育者必须按照儿童各阶段发育的顺序和生理特点，为各阶段发育需要创设必要的环境条件，给予适当的条件刺激和锻炼，引导他们有规律地从一个阶段向更高阶段发育。

三、生长发育的速度是波浪式的

幼儿的生长发育不是直线上升的，而是时快时慢，呈波浪式状态，以身高和体重为例，胎儿期是身高、体重增长的第一个高峰期，出生后头两年的身长增长速度比后几年快，第一年增长 20～25 厘米，增长值为出生时身长（50 厘米）的 50%；体重增加 6～7 千克，为出生时体重（3 千克）的 3 倍。身长体重在第一年都是出生后增长最快的一年。第二年内，身长增加 10 厘米，体重增加 2.5～3.5 千克，速度也是较快的。2 岁以后，增长速度急剧下降，身长每年平均增加 4～5 厘米；体重每年增加 1.5～2 千克，保持相对平稳、较慢的速度，直到青春发育期再出现第二次突增。

人体的生长发育是普遍遵循头尾律和向心律的程序发展的。

（1）头尾律：胎儿时期的生长发育遵循此规律。即胎儿的发育是由头至下肢。根据 1975 年我国 9 城市调查材料，城市初生儿的头围平均为 34.3cm，占 17～18 岁时头围的 62.1%；初生儿的胸围平均为 32.8 cm，占 17～18 岁时的 40.6%；初生儿的身高为 50.6 cm，占 17～18 岁时的 30.2%；初生儿的坐高为 33.7 cm，占 17～18 岁时的 37.3%，下肢长（身高－坐高）为 16.9 cm，仅占 17～18 岁的 21.8%。以上情况说明，胎儿的发育是由头至下肢。

（2）向心律：幼儿自出生以后，其生长发育便遵循着向心规律发展。人体各部分发育的程序是：足—小腿—下肢—手上肢，即自下而上，由四肢的远端向躯干，所以称为生长发育程序的“向心律”。向心律正好适应了人体功能的需要，而各部分的发育也不是直线式的。在第一次突增时，胎儿从一个特大的头颅、较长的身躯及短小的两腿发育到儿童期的各部匀称的比例。相反地，在第二次突增的，不是头，而是下肢迅速发育，再向上到躯干，最后达到成人时变为较小的头颅，较短的躯干及长腿的形态。从出生到成人，头部增加 1 倍，躯干增加 2 倍，上肢增加 3 倍，下肢增加 4 倍。

四、各系统的发育是不均衡的，但又统一协调

身体各系统的发育是不均衡的，但又是统一协调的。人的整体发育包括身体外形

以及内脏各系统（如呼吸系统、消化系统、泌尿系统、肌肉等）的发育，它与身高、体重的发育趋势一致，故可以用身高、体重的发展趋势做代表，这一趋势呈波浪形，出现两个突增阶段。

在某一年龄阶段，各系统的发育也是不均衡的。神经系统，尤其是大脑，在胎儿期和出生后发育一直是领先的。出生时脑重约 350 克，相当于成人脑重的 25%；6 岁时，脑重已相当于成人脑重的 90%。儿童在这五六年中，由于大脑发育迅速，各种生理机能、语言发展和动作发展也是比较快的。

淋巴系统的发育在出生后特别迅速，这是因为儿童时期机体对疾病的抵抗力弱，需要淋巴系统来进行保护。10 岁以后随着其他各系统的逐渐成熟和对疾病抵抗力的增强，淋巴系统逐渐退缩。

生殖系统在童年时期，几乎没有什么发展。

身体各系统的发育时间和速度虽然各有不同，但机体是统一的整体，各系统的发育是相互联系、相互影响、相互制约的。例如，体育锻炼不仅能促进肌肉、骨骼的发育，又可以更好地协调运动系统。

五、生理和心理的发展是密切联系的

生理和心理的发育在儿童身上是统一的，生理的发展是心理发展的基础，而心理的发展也同样直接影响生理机能，两者相辅相成。例如，幼儿不吃早餐到幼儿园，由于饥饿，精神不能集中，容易发脾气，这就是生理的不适对心理的影响。还有生理上有缺陷的儿童，如患斜视、耳聋疾病，或长得矮小体弱等的儿童，容易产生自卑感以及不爱参加集体活动等不正常的心理状态。相反，心理发展不正常的幼儿同样也影响生理的发育。如父母离异家庭的孩子，由于缺乏父母的爱，往往出现孤僻、自卑的心理，这类幼儿有的体弱多病，有的消化系统、呼吸系统等方面出现障碍，这类被称为身心疾患的病，多为不良的心理而引起的。可见身心相印，体魄相连。幼儿教育工作者要十分重视幼儿生理与心理协调发展。

六、每个儿童的生长发育有其自己的特点

由于先天遗传以及先天、后天环境条件的差异，个体发育不可能一致，必然呈现高矮、胖瘦、强弱以及智力的不同。先天决定一个孩子发育的可能性，后天决定发育的现实性。因此，在研究评价一个孩子的发育时，不能机械地以其身高或体重同标准均值做比较而立即做出片面的评定，而应将其以往情况与现在的发育情况进行比较，观察其发育动态，这样才更有实际意义。

每个幼儿有自己发育的速度和特点，这不仅在发育各阶段表现出来，就是达到成熟期也各具特征。但是，总的情况是呈现生物学上的常态分布。因此，不可能强求儿童发育都是一个样子。教育者的任务是要尽可能充分发挥他们遗传的潜力，使儿童青少年在受教育的过程中得到全面的发展。

第三节　影响学前儿童生长发育的因素

幼儿的生长发育是先天因素和后天因素相互作用的结果，也是机体在外界环境中，遗传性和适应性矛盾统一的过程。遗传决定机体发育的可能范围，而环境、教育则影响遗传潜力的发挥，以至决定发育的速度及达到的程度。学前卫生学就是要通过研究影响幼儿生长发育的各种因素，充分发挥有利于幼儿健康成长的因素，尽可能地消除和克服不利因素，使幼儿健康地成长。

一、先天因素

（一）遗传因素

遗传在幼儿生长发育中的作用，应当予以肯定。什么是遗传呢？遗传是指子代和亲代之间在形态结构和生理功能上的相似。幼儿生长发育的特征、潜力、趋向、限度等都受父母双方遗传因素的影响。早在胚胎期，受精卵中来自父母双方各种基因的不同组合，决定了个体生后的各种遗传性状。通过各种方式的基因传递，子代可以显现亲代的各种形态、功能、性状和心理素质等方面的特征，这就是个体的生长潜力。但是，这种潜力能否充分发挥，却受到环境因素的制约。

遗传学的观点认为，一切人体的外在表现都是遗传因素和环境因素相互作用的结果。人类只有少数性状一经形成就不再受环境的影响，但多数性状在不同程度上均受环境的影响而发生变异。有的性状以遗传为主，有的以环境因素为主，有的两者作用几乎相等。为了估计遗传和环境对某一性状表现所起作用的相对比重，就要计算这种性状的遗传度。

下面我们就以身高为例，说明遗传对生长发育的影响。根据对单卵双胎的研究，单卵双胎间身高的差别很小，头围测量值也很接近，说明骨骼系统发育受遗传因素的影响较大。相反，体重却易受环境因素的影响。

在良好的生活环境影响下的儿童，其成年身高在很大程度上取决于遗传。一般父母高的子女也高；父母矮的子女也矮。这就为身高预测创造了条件。子女达到成人时的身高可用下式来计算：

儿子成人时的身高（cm）＝（父身高＋母身高）÷2×1.08

女儿成人时的身高（cm）＝（父身高×0.923＋母身高）÷2

（二）非遗传因素

如先天环境：孕妇营养不良可造成胎儿先天性脑细胞减少；孕妇注射链霉素、卡那霉素等，有可能引起胎儿先天性耳聋；孕妇服用四环素能使孩子乳牙变黄、牙齿变脆，骨髓发育受到影响；孕妇若大量饮酒，可使胎儿患“酒精中毒综合征”，表现为身材矮小、面貌丑陋，智力低下。

二、后天因素

（一）营养的影响

幼儿期同化过程占优势，所以对各种营养的需要量很大。研究表明，如果幼儿期营养不良，对幼儿的生长、智力以及行为都有不良的影响。儿童必须不断由外界摄取各种营养素，尤其是足够的热量。优质的蛋白质、各种维生素和矿物质等作为生长发育的物质基础，经常保证同化过程超过异化过程，才能促进幼儿的生长发育。

幼儿营养调查资料证实，营养丰富且平衡的膳食能促进生长发育；反之，营养缺乏的膳食不仅会影响发育，而且会导致疾病。长期营养不良，则会影响骨骼的增长，致使身材矮小。

在集体儿童机构，能否根据儿童的营养需要、收费标准、市场供应等情况进行计划膳食，将直接影响儿童的体格发育。

（二）体育锻炼和劳动的影响

锻炼和劳动作为一种辅助手段，幼儿经常参加体育锻炼和适当的劳动，可以加快机体的新陈代谢，使人的全身各个器官和系统充分发挥其作用和互相更好地协调，提高呼吸系统、运动系统、循环系统、免疫系统及消化系统的功能。尤其对骨骼和肌肉的影响比较显著。锻炼和劳动能促进骨骼钙化，增强骨骼硬度，使肌肉生长得粗壮。还可以调节精神的压力，增强幼儿的体质，促进生长发育，提高健康水平。因此，从小经常参加体育锻炼不仅是促进生长发育的需要，也是人生健康的需要。

（三）生活制度的影响

合理安排有规律、有节奏的生活制度，可以保证儿童有足够的户外活动、适当的学习时间，定时进餐及充分的睡眠。在合理的生活制度下，幼儿的生活有规律、有节奏，有利于形成良好的动力定型，养成良好的生活习惯；儿童身体各部分包括大脑皮质在内，活动与休息都能得到适宜的交替，营养消耗也能得到及时的补充，这将有利于促进儿童的生长发育。若儿童能从小养成良好的饮食、起居习惯，必将受益终身。沈阳南昌小学办保健班的经验证明，将虚弱儿童的生活制度另行妥善安排，并加强了营养后，儿童在1年之内身体强壮了，身高体重有了明显的增加，这说明合理的生活制度起着重要的作用。

（四）疾病的影响

幼儿生长发育可受各种疾病的直接影响。影响程度取决于病变涉及的部位、病程的长短和疾病的严重程度。疾病可以干扰正常的能量代谢，尤其体温过高时，可使酶系统正常功能受到影响，代谢率升高，增加各种营养物质的消耗。有些疾病还能严重影响器官和系统的正常功能，如急性胃肠道疾病对消化吸收能力有明显的干扰。营养不良不仅使体重减轻，而且可推迟语言和动作的发展。有些传染病，如流行性脑脊髓膜炎、流行性乙型脑炎、脊髓灰质炎等，不仅威胁幼儿的生命，还可以造成严重的后遗症。

严重的慢性疾病对儿童生长发育也有明显的影响，如钩虫病、结核病等。还有一些慢性病，如慢性扁桃体炎、慢性气管炎等，则会影响儿童的活动能力，进而使其生长发育受到影响。如患佝偻病的幼儿，抵抗力低，易患季节性疾病，如夏天消化不良，冬季患感冒，这样反复发作，势必会影响生长发育。

因此，积极防治儿童常见病，对保证儿童正常发育是十分重要的。

（五）环境

1. 生活环境

生活环境直接影响着儿童的生长发育。在旧中国，贫穷落后，营养缺乏，居住拥挤，缺乏必要的卫生保健设施，疾病流行，严重影响了儿童的身心健康。新中国成立后，儿童保健工作迅速发展，国家免费为儿童定期进行预防接种，有力地控制了麻疹、脊髓灰质炎、白喉等传染病的流行。据 1975 年中国医学科学院儿科研究所组织的全国九省市儿童体格发育测量资料表明，我国城乡儿童生长发育状况明显高于新中国成立前或新中国成立初期儿童生长发育的水平。

国内外一些调查表明，在同样的经济条件下，家庭人口的多少，尤其是子女的多少，对儿童生长发育有一定的影响。在多子女的家庭中，儿童的体格发育相对较差。因此，加强计划生育，提高人口素质将有利于儿童健康成长。

2. 地理环境等其他环境因素的影响

地理环境、气候也影响幼儿的发育，形成了北方和南方的差异。如体重方面，除城市男女孩初生儿，城市与农村男孩 1 个月者外，均表现为北方儿童重于南方儿童；身高方面，城市农村男女孩各年龄组均为北方儿童高于南方儿童；胸围方面，城市 6 个月以后，所有年龄组北方儿童均大于南方儿童，所有这些，都与气候、地理环境是有一定关系的。

季节对生长发育也有一定的影响，一般来说，春季身高增长较快，秋季体重增长较快，这些都是多种因素综合影响的结果。

上面我们讲述了影响幼儿生长发育的几种因素，当然，幼儿的生长发育是各种因素综合作用的结果。因此，在对幼儿进行教育时，要综合考虑各种因素，这样才能更好地促进幼儿的发育。

第四节　学前儿童生长发育的指标及评价

一、评价生长发育的几项常用指标

（一）评价生长发育的形态指标

生长发育的形态指标是指身体及其各部分在形态上可测出的各种量度（如长、宽、围度以及重量等），最重要和常用的形态指标是体重和身高。

1. 身高（身长）：是指人体站立时颅顶到脚跟的垂直高度，是最基本的形态指标之一，身高的总长度可衡量骨骼的发育，它常被用以表示全身生长的水平和速度。

2. 体重：是指人体的总重量。在一定程度上代表儿童的骨骼、肌肉、皮下脂肪和内脏重量及其增长的综合情况。从体重、身高可以推测出儿童的营养状况。

3. 头围：表示颅及脑的大小与发育情况，是 6 岁以下儿童生长发育的重要指标。

4. 胸围：表示胸廓的容积以及胸部骨骼、胸肌、背肌和脂肪层的发育情况，并且在一定程度上表明身体形态及呼吸器官的发育状况，以及体育运动的效果。

（二）生长发育生理功能指标

生长发育生理功能指标是指身体各系统各器官在生理功能上可测出的各种量度。握力和背肌力为骨骼肌肉系统的基本指标；肺活量则为人呼吸系统的基本指标；脉搏和血压为心血管系统的基本指标。

1. 肺活量：是指受测者在深吸气后能够呼出的最大空气量，它在一定程度上代表着呼吸肌的力量和肺的容量及其发育状况。

2. 脉搏：反映心血管系统的功能状况。

3. 血压：反映心血管系统的基本指标。

二、评价的方法

（一）估计法

1. 体重

（1）按体重增长的倍数来计算，如表 3-1 所示。

表 3-1　按体重增长的倍数来计算

年龄（岁）	0.5 岁	1 岁	2 岁	3 岁
为出生时（3 千克）体重的倍数	2 倍左右	约 3 倍	约 4 倍	4.6 倍

（2）按体重增长的速度来计算，如表 3-2 所示。

表 3-2　按体重增长的速度来计算

时间（月）	0～3	3～6	6～9	9～12
每周体重增加数（克）	180～200	150～180	90～120	60～90

（3）按公式推算，出生体重按 3 千克计算。

6 个月以内体重≈出生体重＋月龄×0.6（千克）

7 个月～1 岁体重≈出生体重＋月龄×0.5（千克）

2～7 岁体重≈年龄×2＋8（千克）

2. 身高（3 岁以下为身长）

（1）按身高增长的倍数来计算，如表 3-3 所示。

表 3-3　按身高增长的倍数来计算

年龄（岁）	1 岁	4 岁
为出生身长（50cm）的倍数	1.5 倍	2 倍

（2）按身高增长的速度来计算，如表 3-4 所示。

表 3-4　按身高增长的速度来计算

年龄	1～6 个月	7～12 个月	1 岁	2 岁
平均每月增长数或已达到数（cm）	增长 2.5	增长 1.5	达 75	达 85

（3）按公式推算。

儿童 2 岁以后，平均每年身高长 5 厘米。

2～7 岁身高≈年龄×5＋75（厘米）

3. 头围

按头围计算，如表 3-5 所示。

表 3-5　按头围计算

时间	新生儿	周岁时	2 岁时	3～4 岁	以后
变化情况	平均头围 34cm	45cm	47cm	两年共长 1.5cm	增长更少

4. 胸围

按胸围计算，如表 3-6 所示。

表 3-6 按胸围计算

时间	0～1 岁	1～2 岁	以后每年
增长值	12cm	3cm	1cm

（二）指数法

所谓身体指数就是根据人体各部分之间的比例，用数学公式，将几项有关体格发育指标联系起来，用以综合评价体格发育、营养状况、体型等。

1. 身高体重指数（克托莱指数）：体重（kg）/身高（cm）

它表示每厘米身高所含的体重量。此指数随着年龄增长而增加，且男孩大于女孩。

2. 考泊（Kaup）指数：体重（kg）/［身高（cm）］$^2\times10^4$

此指数将儿童身高的平方设想为小儿的体积，表示一定体积内的重量。其标准是 15～18 为正常，小于 15 有瘦的倾向，大于 18 有肥胖的倾向。

3. 身高胸围指数：胸围（cm）/身高（cm）×100

此指数反映胸围与身高间的比例关系，即每厘米身高的胸围数，这与儿童胸廓发育和皮下脂肪量有关。此指数在生后 3 个月内有一定增加，而后随年龄增长而减少，且男孩大于女孩。

4. 维尔维克（Ververck）指数：（体重＋胸围）/身高×100

此指数是身高体重指数与身高胸围指数的总和，此指数 3 个月内随着年龄逐渐增大，4～5 个月后随着年龄而逐渐减少，男孩大于女孩。

5. 坐高与下身长比值：坐高/（身高－坐高）

这是反映人体上、下身长度比例的一个指标，此指数初生时约为 2.00 ，坐高约占身高的 2/3，上身长、下身短，随年龄增长，比值逐渐减少。

6. 身高坐高指数：坐高/身高×100

此指数也是反映上下身长度比例的一个指数，它随年龄增长而逐渐减少，说明下身比例逐渐增加。

7. 胸围臂围比值：胸围/臂围

此指数反映胸围与臂围之间的比例关系，指数初生时较大，6 个月内减少，6 个月后随年龄增长又逐渐加大，男孩略大于女孩。

8. 配里地雪指数：身高（cm）×10^4

是营养指数，营养差者，这一指数偏低。

（三）离差法

离差法是将个体儿童的发育数值和标准的均值及标准差比较，以评价个体儿童发育状况的方法。

理论依据：正常儿童的发育状况多呈正态分布，而这个正态分布范围又与均值和标准差呈一定的关系（如图3-1所示）。68.3%的儿童发育水平在均值±1个标准差范围；95.4%的儿童在均值±2个标准差范围内；99.7%的儿童发育水平在均值±3个标准差范围内。这说明儿童的发育水平比较集中地分布在均值的上下，离均值越远，儿童数越少。以均值和标准差来评价儿童的生长发育，比单用一个均值更加准确、更为合理。

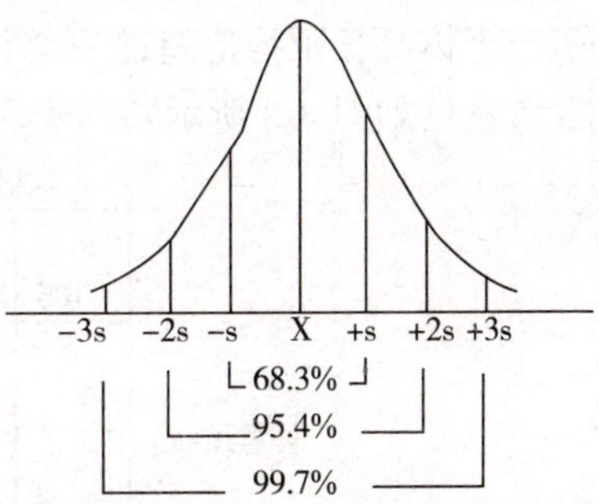

图3-1　离差法

1. 发育等级评价法

它以均值（$\overline{X}$）为基准值，以其标准差（S）为离散距，制成生长发育评价标准。评价时将个体各项发育指标的实测数值与当地发育标准中同年龄、同性别相应指标的均值做比较，将其差数除以标准差，以获得超过或低于均值的标准差数，然后再评定其等级。国内常用五等级评价标准（见表3-7）。

表3-7　发育等级评价法的五等级评价标准表

等　级	标　准
上　等	$\overline{X}$+2S以上
中上等	$\overline{X}$+S到$\overline{X}$+2S
中　等	$\overline{X}$+S到$\overline{X}$−S
中下等	$\overline{X}$−S到$\overline{X}$−2S
下　等	$\overline{X}$−2S以下

2. 曲线图评价法

根据离差法的原理，将当地不同性别、不同年龄组儿童某项发育指标的均值，均值±1个标准差和均值±2个标准差，分别标在坐标纸上，连成5条曲线，作为评价个体儿童发育的标准，然后将各个儿童的发育指标实测值，分别按年龄标在曲线图上，就能根据它所处的位置确定其发育等级（如图3-2所示）。

3. 体型图评价法

这种评价法的原理与曲线图法相同，也是将均值与标准差结合起来，评价发育水平。所不同的是这种方法每岁儿童用一张图纸（分男、女），图上同时列出几项指标（如身高、体重、胸围）的标准。即均值及±1个、±2个、±3个标准差的绝对值。评价时，将它们连成线，用个体对均值的离差进行各发育标志的分等评价，并得出体重、胸围对身长的比例的影响。一般说，体重、胸围对通

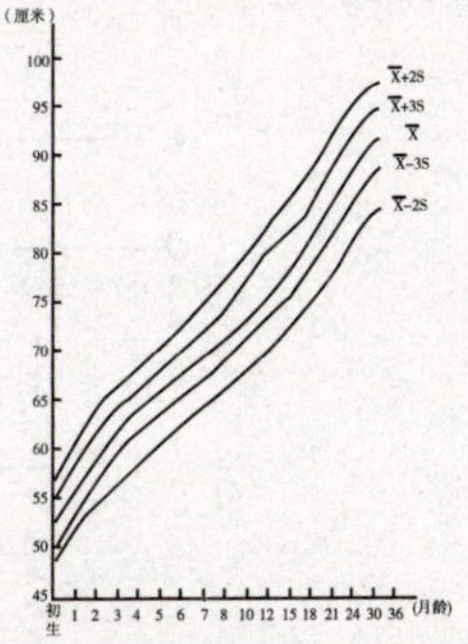

图3-2　曲线图评价法图例

过身长点垂线的偏差在一个标准差范围内时，可以认为该儿童身体发育比例较匀称，但当个体身长距均值超过一个标准差时，则不能正确地反映出胸围、体重与身长的相互关系（如图 3-3 所示）。

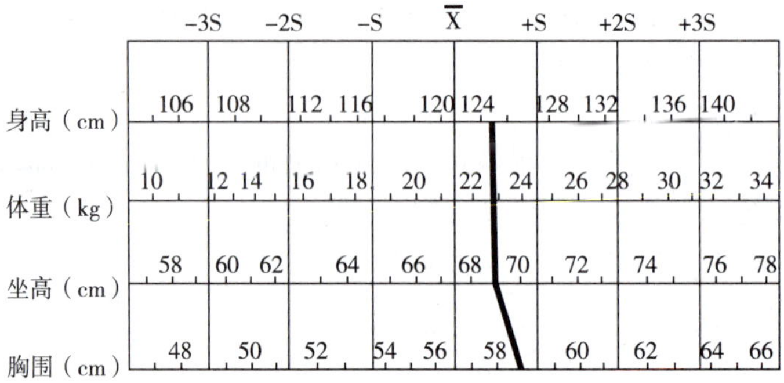

（实线为个体测量值连线）

图 3-3　体型图评价法图例

4. 费尔时（Fels）综合评价法

是把体型图的格式横排，增加横坐标的格子数，用此标记年龄，用不同的曲线代表不同的发育指标。其评价方法与体型图评价法基本相同，它也可以同时对几项发育指标进行评价，还可以做动态比较评价发育趋势。不同的是评价时要计算出个体测量值对均值离差的标准差的倍数。在综合评价各项指标即评价发育匀称程度时，也具有体型图评价法同样的缺点（如图 3-4 所示）。

四种离差法优缺点比较如表 3-8 所示。

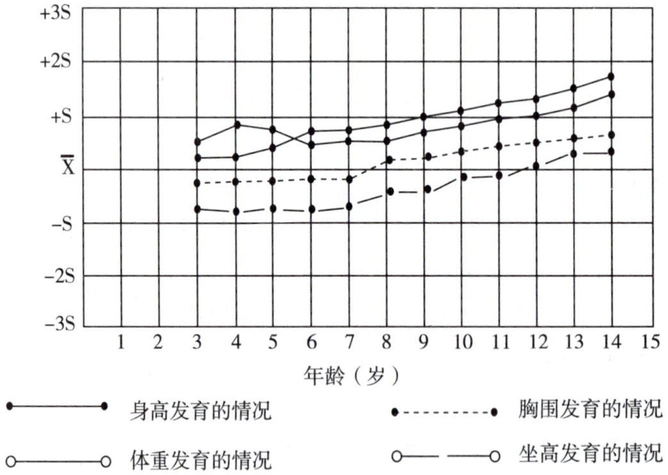

图 3-4　费尔时综合评价法图例

表 3-8 四种离差法优缺点比较

评价方法 \ 优缺点	优点	缺点
发育等级评价法	方法简单，且可以直观地反映被评价儿童发育水平，在集体儿童中还可以看出不同发育水平的比例	1. 无法对个别儿童的发育匀称程度做出正确的判断 2. 不便于对儿童的发育动态进行追踪观察
曲线图评价法	1. 简单易行，可看到被评价儿童或集体儿童各个时期的发育水平 2. 能了解该儿童或该集体儿童发育速度的快慢和发育的趋势，便于对儿童生长发育进行动态观察	不能综合评价各项发育指标
体型图评价法	能简便地评价多项发育指标的发育水平，并能粗略地评价各发育指标间的关系	1. 对发育的匀称程度难以准确评价 2. 不能做发育动态的评价
费尔时综合评价法	1. 能综合评价多项发育指标 2. 能连续追踪观察其动态变化，可看出被评儿童的发育趋势	只能粗略地评价发育的匀称程度

思考与练习

SIKAOYULIANXI

1. 简述生长和发育的概念。
2. 幼儿生长发育的基本规律有哪些？
3. 影响幼儿生长发育的因素有哪些？
4. 尝试用估计法等方法来评价儿童的生长发育状况。

第四章 学前儿童的营养卫生

学习目标

1. 熟悉营养素的概念、分类及各种营养素的功能和食物来源。
2. 掌握学前儿童膳食的配制原则。
3. 了解托幼机构饮食卫生要求。

第一节 幼儿营养学基础知识

幼儿处在生长发育的旺盛阶段，每天必须从膳食中摄取足够的营养物质和热量，才能满足机体发育，修补组织，维持体内各种生理活动的需要。食物的种类很多，不同食物中所含营养素的质和量不同，这就必须按照幼儿的生理需要合理调配。《幼儿园工作规程》明确提出，托幼机构要为幼儿提供合理营养，有条件的还要编订平衡膳食餐谱。合理而平衡的营养是保证幼儿的生长发育同化过程超过异化过程、促进其健康成长的前提。

食物中营养成分包括蛋白质、脂肪、碳水化合物（糖类）、维生素、无机盐（矿物质）和水，这些总称营养素。

供给量：为了满足幼儿生长发育的需要，每天必须通过膳食供给儿童一定数量的各种营养素。这一数量称为每日膳食中的营养素供给量。供给量是在满足机体正常生理需要的基础上，参照饮食习惯和食物供应情况确定的最适宜的数量，一般比需要量充裕。

需要量：是维持身体正常生理功能所必需的最低的基本数量。低于这个数量，机体就不能保持健康。

一、蛋白质

（一）生理功能

1. 构造新细胞、新组织

蛋白质是构成一切细胞和组织的基本物质，人体的任何一个细胞、组织和器官中都含有蛋白质。若不计水分，肌肉组织的 3/4 是蛋白质。人脑中的蛋白质占体重的 50%，人脑功能越复杂的部位蛋白质含量越高。皮肤、毛发、韧带、血液等都以蛋白质为主要成分，而且骨骼中也含有蛋白质。儿童正值生长发育时期，要不断增加新的细胞、新的组织，就需要蛋白质作为原料。膳食中长期缺乏蛋白质，就会影响他们的身体发育和智力发展。但是，摄入的蛋白质并非越多越好，蛋白质含氮，其代谢产物须从肾脏排出，蛋白质过多会增加肾脏的负担。

2. 修补组织

体内蛋白质的更新，需要不断补充蛋白质；人体的组织修补也需要蛋白质。

3. 调节生理功能

蛋白质是构成酶、激素、抗体等的基本原料。以上这些物质都具有调节生理功能的作用。比如，人体内的各种化学反应几乎都是在生物催化剂——酶的参与下进行的。迄今已知的酶有 1000 余种，正是由于各种酶的催化作用，新陈代谢才能沿着一定的途径正常进行。

4. 供给能量

蛋白质可提供能量。每克蛋白质在人体内可产生 17.22 千焦热量。但用蛋白质作为人体能量的主要来源是不经济的，故蛋白质不是能量的主要来源。

（二）蛋白质的组件——氨基酸

无论哪种蛋白质，分解后的最终产物都是氨基酸。氨基酸是组成蛋白质的基本组件，共 20 多种。由几十个乃至几万个氨基酸“手拉手”地按一定顺序排起队来，就形成形形色色的蛋白质。人必须从食物中摄取蛋白质，经过消化，分解为氨基酸，再组合成人体的多种多样蛋白质。

1. 必需氨基酸

是指人体需要但不能自行合成或合成的速度远不能适应机体的需要，必须由食物中的蛋白质来提供的氨基酸。人体必须从食物中得到的必需氨基酸共有 8 种，即异亮氨酸、亮氨酸、赖氨酸、蛋氨酸、苯丙氨酸、苏氨酸、色氨酸和缬氨酸。另外，现在又发现组氨酸也为小儿所必需。

2. 非必需氨基酸

它是指人体内可以合成或可由别的氨基酸转化而成，并非人体不需要它们，在体内代谢过程中可由糖或脂肪转变而来，可不从食物中供给的氨基酸。非必需氨基酸并非不重要，只是人体可以合成或可从其他氨基酸转变而来。

蛋白质的质量如何，是由必需氨基酸的种类是否齐全，比例是否恰当，以及消化率的高低来决定的。一般来说，动物食品中的蛋白质所含的必需氨基酸种类比较齐全，比例比较适当，消化率也高于植物性食品，其蛋白质的营养价值比植物蛋白质高。

（三）蛋白质组成与分类

蛋白质主要由碳、氢、氧、氮组成，还含有少量的硫、磷等，是人体氮的唯一来源，蛋白质的基本单位是氨基酸。

评定蛋白质的营养价值，主要看它所含的8种必需氨基酸是否齐全、配比是否平衡、含量是否丰富。根据效能的高低可将蛋白质分为三类。

1. 完全蛋白质

凡氨基酸组成齐全、数量充足、比例适当的食物蛋白质称为完全蛋白质。完全蛋白质是一种质量优良、营养价值高的蛋白质，如乳品、禽蛋、鱼肉、大豆等，它含有人体必需氨基酸，其成分与人体蛋白相似，能够维持人体的生命和健康，促进幼儿的生长发育。若用完全蛋白质作为膳食蛋白质的唯一来源，不但能维持生命，还能促进生长发育。

2. 半完全蛋白质

所含的必需氨基酸种类基本齐全，但比例不够合理，含量也不足，如小麦中的麦胶蛋白等，若用此蛋白质作为膳食蛋白质的唯一来源时，仅能维持生命，不能促进生长发育。

3. 不完全蛋白质

所含的必需氨基酸种类不全，是一种营养价值较低的蛋白质。若以此作为蛋白质的唯一来源，既不能促进生长发育，又不能维持生命活动，如玉米、肉皮、蹄筋中的胶蛋白和豌豆中的球蛋白等。

（四）蛋白质消化率

指一种食物蛋白质可在机体消化酶作用下分解的程度。蛋白质消化率越高，则被机体吸收利用的可能性越大，其营养价值也越高。

食品中蛋白质的消化率，是以蛋白质中能被消化吸收的氮的数量与该种蛋白质含氮总量的比值来表示的。

蛋白质消化率＝（食物中被消化吸收的氮的数量/食物中含氮总量）×100％

蛋白质消化率测定的方法，同样也适用于脂肪和糖等其他营养素。

（五）蛋白质的生物价

指蛋白质吸收后被机体利用的程度，在营养学上称为蛋白质的生物价。通常以氮在体内的储留量与吸收量之比的百分数来表示蛋白质被吸收后在体内被利用的程度。

蛋白质的生物价＝（氮在体内的储留量/氮在体内的吸收量）×100％

蛋白质评分愈高，蛋白质的生物学价值也愈高；分数愈低，蛋白质的生物学价值也愈低，营养价值亦低。

几种常见食物蛋白质的生物价值如表4-1所示。

表 4-1　几种常见食物蛋白质的生物价值（%）

大米 77	甘薯 72	绿豆 58	猪肉 74
小麦 67	马铃薯 67	花生 59	羊肉 69
大麦 64	玉米 60	白菜 76	牛肉 76
高粱 56	大豆 64	鱼 76	鸡蛋 94
小米 57	蚕豆 58	虾 77	牛奶 85

一般来说，动物蛋白质的生物价较高，利用率达 70%～90%，大部分植物蛋白质的生物价较低，利用率只达 60%～65%。

（六）蛋白质互补作用

蛋白质的互补作用：蛋白质能被人体利用愈多，它们营养价值愈高，将几种营养价值较低的蛋白质或将氨基酸丰富的蛋白质与营养价值低的蛋白质混合食用，可以互相取长补短，提高营养价值（生物价），称为蛋白质的互补作用。

若将两种以上生物学价值较低的食物食用时，由于它们之间取长补短，其生物学价值比它们当中任何一种蛋白质的生物学价值都高。

将不同谷类混合，制成主食，特别是将粮食与大豆混合食用更能提高蛋白质的生物学价值。几种食物混合后蛋白质的生物学价值如表 4-2 所示。

表 4-2　几种食物混合后蛋白质的生物学价值（%）

食物名称	生物学价值		食物名称	生物学价值	
	单独食用	混合食用		单独食用	混合食用
玉米	60	77	黄豆	65	77
小米	57		面筋	67	
黄豆	64		小麦	67	89
玉米	60	70	小米	57	
小麦	67		牛肉	69	
黄豆	64		大豆	64	

因此在膳食中要注意荤素混合，粗细粮搭配，这是提高蛋白质生物价的好方法。

（七）膳食中的蛋白质的来源

幼儿如果长期在膳食中蛋白质摄入不足，就会造成生长发育迟缓，体重过轻，抵抗力降低，病后恢复慢，甚至有智力障碍。若摄入过量，则会引起便秘、肠胃病，增加肾脏负担。

蛋白质主要来源于瘦肉（畜肉、禽肉）、鱼、奶、蛋四类动物性食物。

豆类、坚果和谷类是植物性蛋白质的来源。豆类，尤其是黄豆，蛋白质的营养价值接近于肉类，且蛋白质含量高，价钱又便宜。

其中，以动物性食物的蛋白质与豆类（大豆）蛋白质所含的必需氨基酸比较齐全，因而称优质蛋白质，其营养价值与利用率都较高。

（八）每日蛋白质的供给量（见表 4-3）

常用食物中，每 500 克食物所含的蛋白质量大致如下：粮谷类，40 克；豆类，150 克；肉类，80 克，蛋类，60 克；鱼类，50～60 克；蔬菜，5～10 克。

表 4-3 每日膳食中蛋白质供给量 单位：克

年龄	蛋白质供给量	年龄	蛋白质供给量
初生～12 个月	2.0～4.0（每千克体重）	5～7 岁	50
1～2 岁	40	7～10 岁	60
3～4 岁	45		

二、脂肪

1. 脂肪的组成

脂肪是由甘油和脂肪酸组成的。它的分子组成主要有碳、氧、氢三种元素。

脂肪酸有多种，即饱和脂肪酸和不饱和脂肪酸。饱和脂肪酸可使血胆固醇增高，促成动脉硬化；不饱和脂肪酸可降低血低血胆固醇含量。在脂肪中如果以不饱和脂肪酸为主，那么在室温中呈液体状态，如各种植物油；如果以饱和脂肪酸为主，那么，在室温中呈固体状态，如动物脂肪。

动物性油脂，如猪油、牛油、羊油、奶油，含饱和脂肪酸多。植物油，如芝麻油、豆油、花生油、菜籽油、玉米油、葵花子油，含不饱和脂肪酸多，但椰子油例外，含饱和脂肪酸多。

为预防动脉硬化，应多选用植物油。

有些脂肪酸在人体内不能合成，必须从食物中获得，称为必需脂肪酸。人体所需要的必需脂肪酸主要有三种——亚油酸、亚麻油酸、花生四烯酸，均为不饱和脂肪酸。

2. 生理功能

（1）脂肪是组成人体细胞的重要成分。它是神经组织、脑、心、肝、肾等组织的组成物质，特别是脑和神经组织都含有磷脂，是合成髓鞘的要素。磷脂还能促进体内胆固醇的运转，对降低体内胆固醇有良好作用。机体储备的脂肪一方面在需要时可被启用，参加脂肪代谢并供给热能，同时还能保持体温、保护内脏、保护血管和神经。

（2）促进脂溶性维生素的吸收。脂肪是良好的溶剂，维生素 A、维生素 D、维生素 E、维生素 K 等不溶于水而溶于脂肪。膳食中有适量脂肪存在，有利于脂溶性维生素的吸收。

（3）脂肪是储存能量、供给热量的重要物质。人体自身能量的贮存形式为脂肪。因为脂肪的产热量大，所占空间小，可在皮下、腹腔等处贮存。人在饥饿时首先动用体脂，以避免消耗蛋白质。脂肪发热量高，是高热量的营养素，每克脂肪氧化可供给37.66千焦的热量，是每克碳水化合物或每克蛋白质产生热量的2.25倍，是人体供热的“燃料库”。

（4）脂肪有保暖和保护作用。脂肪层如同软垫，可以保护和固定器官，使器官免受撞击和震动的损伤。另外，脂肪不易导热，皮肤下及肠系膜储存的脂肪，除对器官有保护作用外，还能使热量缓慢释放，起保暖作用。

（5）增进食欲。在烹调食物时添加脂肪类食物，可增加食物的色香味，促进食欲。此外，脂肪在消化道内停留的时间较长，能延迟胃的排空，增加饱腹感，不易感到饥饿。

（6）提供必需脂肪酸。必需脂肪酸不能在人体内合成，必须由食物脂肪供给。

3. 必需脂肪酸

是指体内不能合成，必须由食物提供的不饱和脂肪酸，如亚油酸等。必需脂肪酸有以下一些生理功能：

（1）为婴幼儿生长发育所必需。膳食缺乏亚油酸可致生长发育迟缓，可损伤发育中的中枢神经系统。

（2）维护皮肤的屏障功能。缺乏时皮肤干燥、脱屑、变厚，毛发稀疏，由于皮肤通透性增加，易被病原体侵入而发生感染。

（3）有减少血栓形成的作用。

（4）有降低血浆胆固醇及甘油三酯的作用。胆固醇和甘油三酯与动脉硬化的形成有密切的关系。必需脂肪酸在植物油中含量较高，在动物性脂肪中含量较少。

4. 脂肪的供给量和来源

脂肪可从动物性食物和植物性食物中获得。必需脂肪酸的最好来源是植物油类。

在动物性食物中，如猪油、牛油、肥肉及乳类、蛋黄等。

在植物性食物中，主要来源于豆油、玉米、花生油、菜籽油，芝麻也含有较丰富的脂肪。

一般认为在幼儿膳食中，脂肪提供的热能应占总热能的35%左右，必需脂肪酸每日至少需要8克左右。若脂肪供应量太少，小儿体重下降，皮肤干燥，并可发生脂溶性维生素缺乏症的症状。若脂肪供给太多，可导致肥胖症。

三、碳水化合物（糖类）

糖类由碳、氢、氧三种元素组成，因为所含氢和氧的比例与水相同，故又名碳水化合物。根据糖类的分子结构可分为：单糖（葡萄糖和果糖）、双糖（蔗糖、麦芽糖和乳糖）和多糖（淀粉、纤维素和果胶等）。

1. 生理功能

（1）是人体热能的主要来源。富含碳水化合物的食物资源丰富，价格低廉，能迅速地释放和供给热能，满足肌肉、心脏、神经系统活动的需要。是人体最经济、最主要的热能来源。每克糖产热 4.3 千卡，正常成人糖的供给量约占总热量的 60%～70% 或者更多，儿童约占 50%～60%。由此可见人体 2/3 的能量由糖供给。

（2）是构成细胞和人体的重要材料，参与很多生命过程，如糖蛋白是细胞膜的成分之一，黏蛋白是结缔组织的重要成分，核糖和脱氧核糖参与核酸的形成。

（3）能维持心脏和神经系统的正常功能。心脏活动主要靠磷酸葡萄糖和糖原供给热量，神经系统只能由葡萄糖供给热能。血糖降低可导致昏迷、休克或死亡。

（4）能调整蛋白质的消耗。糖与蛋白质一起被摄入机体时，使氮在体内的潴留量增加，有利于蛋白质的合成。

（5）促进消化与排泄。碳水化合物中的食物纤维，包括纤维素和果胶等，不能被人体吸收，但纤维素和果胶有促进肠蠕动，抑制肠内病菌繁殖，增加大便量，冲淡肠内毒素的作用。研究还证明，食物纤维还具有预防结肠炎、结肠癌、胆结石、动脉粥样硬化和降低胆固醇的作用。

（6）有解毒作用。摄入充足的碳水化合物，可增加肝脏内肝糖原的贮存量，进而可增强肝脏的功能。葡萄糖醛酸直接参与肝脏的解毒作用，使有害物质变成无害物质而排出体外。

（7）促进脂肪的氧化过程，并可转变成脂肪而贮存于体内。

2. 碳水化合物的供给量与食物来源

若以三大供热营养素供给热能的比例考虑，幼儿每千克体重大约需要 12 克碳水化合物，占总热量的 55%～60% 为宜（成人为 60%～70%），膳食中糖的供应过多，会促使幼儿发生龋齿、肥胖等，若摄入糖过量，而蛋白质供给不足，会使脂肪积存较多，从而影响肌肉的正常发育，出现虚胖。如供应不足，可增加体内蛋白质消耗，减轻体重，甚至发生营养不良症。

碳水化合物主要来源于植物性食物，其中，最主要的是含有大量淀粉与少量单糖和双糖的谷类和根茎类食品，如各种粮食和薯类；其次是各种食用糖，如蔗糖、麦芽糖；蔬菜、水果除含少量单糖外，是纤维素和果胶的主要来源。

四、维持生命的要素——维生素

（一）维生素的分类

维生素是一类有机化合物，是食物中含量极微而人体维持生命所必需的有机物，它既不是构成身体组织的原料，也不是供应热量的物质，但它却是维持人体生长发育和调节生理功能的重要成分。

根据维生素的溶解性，可将其分为水溶性维生素和脂溶性维生素两大类。

脂溶性类包括维生素 A、维生素 D、维生素 E、维生素 K。水溶性类包括维生素 B 族、维生素 C 及维生素 PP。

（二）儿童较易缺乏的维生素

1. 维生素 A

（1）维生素 A 的生理功能

维生素 A 又名视黄醇。它与正常视觉有密切关系，缺乏时就会使视网膜内杆状细胞的功能降低，对暗光的反应差，暗适应能力低下，产生夜盲症，俗称“雀朦眼”。

有些人尽管白天视力很好，但到了傍晚或光线暗的地方就看不清了，变得寸步难行，这就是夜盲症。维生素 A 的主要功能是合成视紫红质。

为什么缺乏维生素 A 会引起夜盲症呢？在人的视网膜上有两种视觉细胞，一种叫作视锥细胞，另一种叫作视杆细胞。前者感受强光刺激，并能辨别颜色；后者接受弱光刺激，使人在若明若暗的光线中仍能辨认物体。举个例子来说，电影已经放映了，我们刚进入影院会感到眼前一片漆黑，但几分钟后就能渐渐辨清过道和座位，这叫作暗适应能力。缺乏维生素 A，会使暗适应能力减弱，产生夜盲症。

维生素 A 除了与眼的暗适应能力有关之外，还能促进儿童的生长发育，并与上皮（皮肤、黏膜、角膜）细胞的健康有关。缺乏维生素 A 时，皮肤粗糙，眼球干燥，机体抵抗力下降。

（2）维生素 A 的理化特性

维生素 A 和胡萝卜素都是脂溶性维生素，耐热和酸，在一般烹调过程中可不被破坏，但易在空气中、高温下和紫外线中被氧化破坏。胡萝卜素可在体内分解成维生素 A，故又称为维生素 A 源。

（3）维生素 A 的食物来源

维生素 A 主要来源于动物性食物，如各种动物的肝、蛋黄、乳类等。在植物性食物中，深绿色、红色、黄色的蔬菜水果含有较多的胡萝卜素，如菠菜、豌豆苗、辣椒、胡萝卜、红心甜薯、杏、柿子等。人体对胡萝卜素的吸收利用率较差，一般吸收利用率仅为摄入量的 1/3，吸收后转变为维生素 A 的量只有吸收量的 1/2。另外，鱼肝油和奶、鱼类也含有丰富的维生素 A。

（4）维生素 A 供给量

根据中国营养学会的建议，婴幼儿每日膳食中维生素 A 的供给量为：新生儿至 1 岁为 200μg（微克），1 岁为 300μg，2 岁为 400μg，3～4 岁为 500μg，5～13 岁为 750μg。

维生素 A 摄入过多可致中毒。常因家长给儿童服用过多浓缩鱼肝油或维生素 A 制剂所致。婴儿短期内服用维生素 A 30 万国际单位，即可发生急性中毒，表现为食欲减退、厌食、烦躁、呕吐、前囟隆起、过度兴奋、四肢疼痛、头发稀疏等。

2. 维生素 B_1（水溶性，硫胺素）

（1）维生素 B_1 的生理功能

参与脑的组成，调节身体代谢作用，参与糖的代谢，调节神经组织和心脏功能，促进生长发育。对增进食欲也都有重要作用。

（2）维生素 B_1 的理化特性

维生素 B_1 为水溶性维生素，在酸性溶液中较稳定，在碱性溶液中不稳定，加温后大部分被破坏，常在水中溶解流失。如果吃捞饭，不喝米汤，或者煮粥加碱，都会损失维生素 B_1。标准米面虽然不如精白米、富强粉好吃，但其中维生素 B_1 的含量高。在调配孩子的膳食时，最好粗细粮搭配着吃。豆类含维生素 B_1 丰富，可多选用。蒸馒头用酵母发面更有营养。

（3）维生素 B_1 缺乏症

维生素 B_1 缺乏症又称为“脚气病”（人们常说的“脚气”是指霉菌所致的脚癣，与维生素 B_1 缺乏症无关）。

患脚气病最初的症状是疲乏，腿脚无力，食而无味，病情进一步发展，可出现肢体麻木、水肿、肌肉萎缩、感觉迟钝，严重缺乏时可因心力衰竭而死亡。

若乳母饮食中缺乏维生素 B_1，乳儿亦可患脚气病，表现的特点是：烦躁不安或嗜睡，眼睑下垂，哭声嘶哑或失音，吮奶无力。因颈肌和四肢肌肉无力，致头颈后仰，手不能抓握，严重者可昏迷、抽风，若不及时抢救可迅速死亡。

（4）维生素 B_1 的食物来源

维生素 B_1 广泛分布于天然食物中。含量丰富的有肉类、动物内脏、蛋类、豆类、酵母等。另外，粗粮、糙米、麸面和坚果类含量也很丰富。

粮谷类是主食，也是维生素 B_1 的主要来源。在麸皮和糠中维生素 B_1 的含量很高，但在加工过程中损失较多。因此，未精细加工的粮谷及杂粮的维生素 B_1 含量较高，加工越细，维生素 B_1 的含量越低。

（5）维生素 B_1 的供给量

维生素 B_1 的需要量与热量的摄入量成正比，我国幼儿膳食中的维生素 B_1 供给量标准为 0.5 毫克/1000 千卡。所以幼儿每日硫胺素的供给量为 0.8～1.0 毫克。幼儿缺乏维生素 B_1 易引起消化不良、食欲不振、体重减轻、发育迟缓等，严重缺乏时可患脚气病、水肿、肌肉萎缩和心动过速等。

3. 维生素 B_2（水溶性，核黄素）

（1）维生素 B_2 的生理功能

维生素 B_2 是酶的重要组成部分。参与细胞的氧化还原反应，参与蛋白质、脂肪、糖代谢，维持正常视觉功能，促进生长发育。缺乏维生素 B_2 就会引起物质代谢的紊乱，出现口角湿裂、溃疡、舌炎、唇炎、角膜炎及某些皮炎。

（2）维生素 B_2 理化特性

维生素 B_2 为橙黄色结晶化合物，是水溶性维生素。在酸性和中性溶液中较稳定，但易被碱性溶液和日光照射破坏；能耐热。

（3）维生素 B_2 的食物来源及供给量

食物中核黄素的主要来源是各种动物性食品，特别是动物的内脏和肉，蛋类和乳类，其次为杏仁、豆类和新鲜蔬菜等。

供给标准为 0.5 毫克/1000 千卡，所以幼儿每日供给量为 0.6～1.0 毫克。

4. 维生素 C（抗坏血酸，水溶性）

(1) 维生素 C 的生理功能

它是新陈代谢中不可或缺的物质，能促进骨胶原的形成；增进组织生长，促使伤口愈合、止血；增强身体的抵抗能力，有解毒作用；是水溶性抗氧化剂，脂溶性维生素的保护剂；预防和治疗坏血病，对营养性大细胞性贫血也有一定的治疗作用。

(2) 维生素 C 的理化特性

维生素 C 溶于水，极易氧化，易被碱、铜、热破坏，大部分在烹调中损失，但在酸性环境中对热相对稳定。

(3) 维生素 C 的食物来源及供给量

维生素 C 主要来源于新鲜的蔬菜和水果，尤其是绿色蔬菜、番茄和酸味水果中含量较为丰富。某些野果如酸枣、猕猴桃维生素 C 含量也很丰富。不能生吃的蔬菜，其维生素 C 保存量与烹调方法有很大关系。只要保证供给足够的蔬菜水果，并注意科学的烹调，一般来说不会缺乏，在动物性食物中，肝和肾也含有一定数量的维生素 C。

中国营养学会推荐婴幼儿每日维生素 C 的供给量，初生儿至 1 岁为 30mg，2 岁为 35mg，3～4 岁为 40mg，5～7 岁为 45mg。

(4) 维生素 C 缺乏症

维生素 C 缺乏症又称为坏血病，坏血病是一种以多处出血为特征的疾病。维生素 C 能防治坏血病，故又称为抗坏血酸。维生素 C 还能协助选血，促进伤口愈合、增强机体对传染病的抵抗力，并有抗癌作用。

缺乏维生素 C 会出现乏力、食欲减退、容易出血等症状。

坏血病除可引起皮下出血（出现瘀斑）、牙龈出血等多处出血外，还可引起骨膜下出血，以致肢体在出血局部疼痛、肿胀。

(5) 预防维生素 C 缺乏症

乳母有丰富的含维生素 C 的膳食保证，乳儿可获得足够的维生素 C。

人工喂养儿因牛奶煮沸后维生素 C 极少，需早添加富含维生素 C 的橘汁、番茄汁、菜汁等，以预防维生素 C 缺乏症。

幼儿多吃新鲜蔬菜和水果，可获得足够的维生素 C。

什么样的孩子特别要注意不要缺少维生素 C？

①便秘的孩子；

②贫血的孩子；

③受铅威胁的孩子；

④流鼻血的孩子。

5. 维生素 D（骨化醇，脂溶性）

(1) 维生素 D 的生理功能

维生素 D 具有抗佝偻病的作用，故又称为抗佝偻病维生素。属类固醇化合物，种类很多，以维生素 D_2（麦角钙化醇）和维生素 D_3（胆钙化醇）较重要。

维生素D不仅能促进钙和磷在肠道的吸收，还作用于骨骼组织，使钙和磷最终成为骨质的基本结构，从而使骨骼和牙齿得到正常发育。但维生素D并不能直接起作用，在体内必须先经代谢转化，才具有生理作用。当维生素D缺乏时，虽然钙和磷并不缺乏，但小儿可以发生佝偻病或手足搐搦症，成人可患骨质软化症。

（2）维生素D的理化特性

维生素D主要有维生素D_2、维生素D_3，维生素D为白色晶体，不溶于水，但可溶于脂肪及脂肪溶剂，耐热和光，不易被氧化。在中性及碱性溶液中较稳定，在酸性溶液中易被破坏。人和动物的皮肤及脂肪组织中均含有7-脱氢胆固醇，当皮肤受日光照射后，即可转变为维生素D_3，并运至肝脏、肾和全身备用。

（3）维生素D的来源和供给量

动物肝脏、鱼肝油、禽蛋类含维生素D_3丰富；奶类含量不高，吃奶的婴儿需要补充适量的鱼肝油。晒太阳是最方便、最经济的维生素D来源。经阳光中紫外线的照射，皮肤中的7-脱氢胆固醇可变为维生素D，这是人体获取维生素D的主要来源。

幼儿每日大约需要维生素D 400国际单位，相当于10μg。缺乏维生素D可引起佝偻病，如摄入过量，每日口服4万国际单位以上，可引起中毒症，表现为厌食、恶心、呕吐、腹泻、头痛、嗜睡等。

引起维生素D中毒的原因多为使用不当，如家长误认为维生素D是补药，而长期过量给儿童服用。亦有因多次就诊，反复注射维生素D所致。个别因对维生素D过敏，量不大亦出现中毒症状。

维生素D中毒的表现：最主要的表现为精神方面的改变，烦躁、睡眠不安，同时食欲减退，继而出现恶心、呕吐、烦渴、多汗等。严重时可损害心、肾功能。

所以，判断孩子是否缺乏维生素D时，一定要找医生检查判断。

五、矿物质（无机盐）

存在于机体的各种元素中，除碳、氢、氧和氮主要以有机化合物形成出现外，还有铁、钙、磷等各种元素，统称为矿物质（又称无机盐）。其中含量较多、与人体关系最密切的有钙、镁、钾、钠、硫、磷、氮七种，被称为“常量元素”或“宏量元素”。其他一些含量甚微的元素，称为微量元素，它们在人体内存在数量很少，但对人体也是十分重要的，故称为微量元素。微量元素是指含量少于体重0.01%（注：有些教材上认为是少于百万分之五十）的元素。目前已知有14种微量元素是人体所必需的，如铁、磷、氟、锰、铬（gè）、铜、锌、镁、硒（xī）、钴（gǔ）、钼（mù）和镍（niè）等。

体内的微量元素与人的健康和疾病息息相关，过多过少都可能会引起疾病。

（一）无机盐的生理功能

（1）无机盐是构成机体组织的重要原料。如钙、磷、镁是骨骼和牙齿的重要成分，磷、硫是构成组织蛋白质的成分。

（2）参与调节体液的渗透压和酸碱度。溶质指溶解在体液里的离子，溶质对水的吸引力就是渗透压。维持体液的正常分布，保持 pH 值在 7.35～7.45 之间。

（3）维持神经肌肉的兴奋性和细胞通透性。某些无机盐，特别是钙、钾对心脏和神经中枢的兴奋性有调节作用。比如婴儿血钙过低，会产生手足搐搦症。钙与细胞膜中的磷脂紧密结合，控制着细胞的通透性。

（4）构成机体某些具特殊生理功能的重要物质。如铁是构成血红蛋白的成分，碘是甲状腺素的构成成分，锌是胰岛素的构成成分等。

（5）无机盐离子是很多种酶的活化剂，如盐酸对胃蛋白酶有激活作用；氯离子对唾液淀粉酶有激活作用，被激活的酶才有生理功能。

（二）儿童较易缺乏的无机盐

1. 钙

（1）钙的生理功能

钙是人体含量最多且极为重要的矿物质，尤其是儿童需要量很大。目前我国儿童中有缺钙的现象，直接影响着他们的生长发育和健康。钙是构成人体骨骼和牙齿的主要成分，人体中的钙 99%存在于骨骼、牙齿之中，骨骼以外的钙虽然仅占 1%左右，但在体内有着调节神经兴奋性、促使血液凝固等重要作用。比如，血浆中钙离子若明显下降，则神经、肌肉兴奋性增强，可引起手足搐搦症。

（2）钙的食物来源

含钙丰富的食物中，以牛奶为最佳，牛奶不仅含钙量高，而且牛奶中的钙极易被人体吸收利用。

海产品中，虾皮、小鱼干、紫菜、海带等均是富含钙的食物。

豆类及豆制品，如黄豆、黑豆、豆腐、豆腐干等也是膳食中钙的主要来源。

绿叶蔬菜，如小白菜、油菜、芹菜等含钙量也较高。

（3）钙的需要量

根据中国营养学会的建议，婴幼儿每日钙的供应量为：出生～6 个月，每天需要 400 毫克；7～12 个月，每天需要 600 毫克；1～3 岁，每天需要 600 毫克；3～8 岁，每天需要 800 毫克。

钙缺乏可导致佝偻病、手足搐搦症，膳食含钙过多并无害处。

2. 磷

（1）磷的生理功能

磷是构成人体骨骼和牙齿的重要材料，也是构成组织重要成分（如核酸、磷脂）的原料。

（2）磷的食物来源

肉类、鱼、蛋、奶类、豆类、坚果、谷类等均含有磷，只要不偏食，一般不会缺乏。

(3) 磷的供给量

幼儿每日约需 900 毫克磷。钙和磷在营养上要依靠三个因素：一是有足量的钙和磷；二是钙和磷要有一定的比例，最好是 1∶1～2∶1，过低或过高的钙，可以结合成不溶性磷酸钙，不能为肠吸收；三是维生素 D，它是使钙、磷有效利用的必要因素。

3. 铁

(1) 铁的生理功能

铁是人体必需的微量元素中含量最多的一种元素。它是合成血红蛋白的重要原料，参与氧的转运、交换和组织呼吸过程。饮食中摄入的铁不足，可致缺铁性贫血。

铁缺乏对人体的危害是多方面的，比如对智力发展的影响、免疫力低下、保持体温恒定的能力弱、增加机体对铅的吸收。另外容易造成孕妇妊娠早期流产或早产。

(2) 食物中铁的吸收率及来源

根据铁的吸收率，可以分为血红素铁和非血红素铁。食物中以动物的肝脏、血和瘦肉的含铁量较多，称为血红素铁（亚铁），动物性食物中的铁，因与血红蛋白、肌红蛋白结合，可被肠黏膜直接吸收，因此动物性食物中的铁吸收利用率高。例如肉、鱼、禽类所含的铁吸收率达 11%～22%。植物食物中的谷类、豆类、水果、蔬菜、海带、黑木耳等含铁虽然多，但皆为非血红素铁，吸收率不太高，均不如动物性食物铁的吸收率高。

(3) 铁的供给量

铁在体内可被反复利用，排出体外的铁数量很少。中国营养学会推荐，新生儿到学龄前儿童的每日膳食中铁的供应量为 10 毫克。如果铁的供给量不足，一般表现为缺铁性贫血。目前我国学前儿童缺铁的患病率较高，与膳食中供铁不足及儿童偏食有关。特别要提出的是乳类，乳类含铁极少，每 100 毫升乳类含铁仅 0.1～0.2 毫克。以乳类为主食的婴儿要注意补充铁。

4. 碘

(1) 碘的生理功能

碘是构成甲状腺素的重要成分，碘能调节热能代谢。

(2) 碘的食物来源

机体所需的碘，可以从水、食物和食盐中获得。海盐、海带、海鱼等海生动植物碘含量较丰富。由于我国许多地区的土壤和水中缺碘，因而那里生产的粮、菜、肉、蛋中含碘很少，长期生活在这样的环境中，就会发生“碘缺乏症”。我国有 4.25 亿多人口缺碘，占世界缺碘人口的 1/4。1993 年，我国政府决定从 1995 年起全国食盐全部加碘，实行全民吃碘盐。

(3) 碘的供给量

幼儿每日需要 80～90μg 碘。如长期缺碘，易得“碘缺乏症”。“碘缺乏症”这一概念是 1983 年澳大利亚的赫特泽教授首次提出的，它是指由于缺碘而对机体造成的危害，包括甲状腺肿大，死产、早产、流产，新生儿及青少年甲状腺不足、侏儒、智力缺陷、聋哑、无力和痉挛性瘫痪以及不同程度的身体和智力功能低下。这改变了人们长期以来以为缺碘仅仅就是得“大脖子病”的认识，清楚地了解到：缺碘是世界上已知的导致人类智力损害的最主要原因。胎儿期和婴儿期是大脑发育的关键时期，缺碘一旦损害大脑发育，是后天无法逆转的。我国智力残疾人1017万人中的80%就是由于缺碘引起的。所以，如果缺碘问题不解决，将会有几千万儿童的智力水平达不到正常水平。可见，这是一个关系到中华民族的体质和智力素质高低的重大问题，必须引起全民的高度重视。

5. 锌

(1) 锌的生理功能

锌是人体必需的微量元素之一。锌在体内分布广泛，几乎所有器官都含锌。

锌的主要生理功能是参与体内多种酶的合成，增强垂体激素的活性，延长胰岛素的生理作用，促使淋巴细胞增殖与活动能力加强。锌还可以维持上皮和黏膜组织的正常功能，增强抵抗力。锌参与核酸和蛋白质的代谢作用，因此锌在维持机体正常代谢中起着重要作用。

(2) 锌的食物来源

锌的食物来源主要是动物性食品，如肉类、鱼类、内脏（肝、肾）、奶、蛋、海产品（虾、蚌、牡蛎）等，尤以瘦肉、鱼及牡蛎含锌量较高，蔬菜、面粉、水果中含锌较少。

(3) 锌的供给量

通常蛋白质和热量不缺乏则不会缺锌。体内缺锌主要表现为异食癖，另外也会出现食欲不振，口味异常、偏食，儿童生长障碍，性腺发育不良，味觉、嗅觉减退，体虚多汗，皮肤粗糙，伤口不易愈合，大脑发育不良和智力低下，生长发育迟缓等症状。我国膳食以植物性食物为主，如幼儿长期不吃肉、鱼类，则易缺锌。作为儿童缺锌的预防，一般建议每天服用10毫克锌。

六、水

水是人体组织、体液的主要成分，在体内含量最高，是维持人体正常活动的重要物质。机体丢失20%的水就不能维持生命，因此人体内应不断补充水分。儿童体内水的比例随着年龄增长而减少，新生儿约占80%，婴儿约占70%，幼儿约占65%。

1. 生理功能

(1) 水是构成细胞的主要成分。细胞内液约占体重的40%，细胞外液约占体重的20%。

(2) 水是代谢反应的基础。水是机体物质代谢所必不可少的溶液媒介。机体内一切化学反应都必须有水参加。

(3) 调节体温。人体通过血液循环，将体内代谢产生的热运送到体表散发，保持体温的相对恒定。

(4) 水是载体。各种物质的吸收、运输、排泄，都借助于水。水是血液、尿液的主要成分，可维持血液输送营养物质的功能和正常的排泄功能。

（5）润滑作用。比如泪腺分泌眼泪，避免角膜干燥；关节腔里有滑液，避免骨与骨之间的摩擦。

2. 儿童对水的需要量

人是一个水的生命体，年龄越小体内水分所占的比例越高。新生儿占体重的80%，婴儿70%，幼儿65%，成人60%。年龄越小，水的相对需要量越多。小儿新陈代谢旺盛，体表面积相对较大，水分蒸发多，所以对水的需要量多。若按每天每千克体重计算，0～1岁，120～160毫升/每千克体重；2～3岁100～140毫升/每千克体重；4～7岁90～110毫升/每千克体重。

此外，水的需要量与小儿的活动量、气温和食物的种类有关。活动量大、气温高、多食蛋白质和无机盐时，水的需要量增加。如饮水不足，会造成体内物质代谢紊乱，水盐代谢失衡。因此，幼儿每日要定时饮水、喝汤，以补充体内所需的水分。婴幼儿每日每千克体重需120～150毫升。

要为孩子准备可口、清洁的饮水，还要教育他们勿暴饮、勿喝生水，讲究饮水卫生。

3. 水的收支平衡

水来源于一般饮水和饮料，另外，一些食物如瓜果、蔬菜、粮食等均含有水分。

每天，水的收支要平衡。即喝进的水（开水、饮料、汤）＋吃进的水（饭、菜）＋代谢过程中产生的水＝尿＋汗＋肺部呼出的蒸汽＋粪便中排出的水分。

小孩贪玩，常急忙把饭吃完就跑了，既不喝水也不喝汤，或渴极了才暴饮一顿。孩子活动量大，水分消耗多，应该多喝水，才能满足需要。若出汗多，不能及时喝上水，尿量就减少，使体内代谢废物排出不畅。

七、热能

1. 热能的单位

人体每时每刻都在消耗能量，学前儿童为了维持生命、进行活动和保证正常生长发育，就需要热能。这些能量是由食物中的产热营养素即蛋白质、脂肪和碳水化合物来提供的。食物的其他成分（水、无机盐、维生素等）都不能产生热量。一般来说，如果膳食中能量供给不足，则会消瘦，抵抗力下降；能量供给过多，多余的能量变成脂肪贮存起来，天长日久，积少成多，就胖起来了。

营养学中惯用的能量单位是千卡。1千卡是1000克水由15°C升高1°C所需要的热量。

现在，有关的国家机构建议，所有形式的能（包括热量）都应以“焦耳”为单位。1000焦耳是1千焦耳；1000千焦耳是1大焦耳，上述两种能量单位的换算方法如下：

1千卡＝4.184千焦耳　　1千焦耳＝0.239千卡　　1大焦耳＝239千卡

1000千卡＝4184千焦耳＝4.184大焦耳

2. 学前儿童对热能的消耗

幼儿所需热能包括以下五个方面：

（1）基础代谢。人体在空腹、清醒和安静的状态下，在适宜的气温（18℃～25℃）环境中维持基本生命活动时的热能需要量称为基础代谢。这些能量的消耗主要用于维持体温、肌肉张力、呼吸、循环及腺体活动等最基本的生理机能。这种维持生命活动最基本的能量，正常成人为 1600 千卡/日左右，并因性别、年龄、气候、体表面积（从身高和体重推算）及各种内分泌腺的功能状况而有所差异。

（2）食物的特殊动力作用。机体由于摄取食物而引起体内热能消耗增加的现象，即食物的特殊动力作用。摄取普通混合膳食时，食物的特殊动力作用约为人体每日基础代谢的 10%。

（3）生长发育。儿童正值生长发育阶段，长身体所需要的热量与生长的速度成正比。这部分热能消耗为幼儿所特有，所需热能与生长的速度成正比。乳儿生长迅速，生长所需要热能占总热能的 25%～30%，以后逐渐减少。成人已发育成熟，就省去了这项热量消耗。

（4）从事劳动和活动。这是人体能量消耗中最主要的一项支出。活动的强度和时间不同，所消耗的能量也不同。活泼好动的孩子，比不好动、不喜欢锻炼的儿童能量消耗要大得多。若热能供给不足，他们易感疲乏，逐渐变得不爱活动。

（5）排泄的消耗。摄入的部分食物未被吸收而随粪便排出，排泄所损失的热能通常相当于基础代谢热能的 10%。

3. 幼儿所需要热能

人体一日总需热能就是基础代谢、生长所需、运动所需、食物的特殊动力作用及排泄的消耗所需要热量的总和。

婴幼儿每日膳食中热能供给量见教材（PB153）。

在幼儿膳食中，蛋白质、脂肪、糖的供给量分别占总热量的 10%～15%、25%～35%、50%～60%。如果较长时间总需热量供给不足，可导致小儿发育迟缓，体重不足；反之，长期供给过多的热量可使幼儿患肥胖症。

碳水化合物应作为热量的主要来源。碳水化合物在体内分解成葡萄糖，葡萄糖氧化释放出热量，供人体之需，尤其是中枢神经营系统所需的热量，完全要靠葡萄糖来提供。当膳食中碳水化合物充足时，可以减少以蛋白质作为热量来源的消耗。不能被消化吸收的碳水化合物称为纤维素（粗纤维），纤维素能促进肠蠕动，增加粪便量，冲淡肠内的毒素，虽不能提供热量，却是人体不可或缺的物质。

因肠道吸收不全，碳水化合物吸收率为 98%，脂肪为 95%，蛋白质为 92%，因此，1 克蛋白质或 1 克碳水化合物均能提供热能 16.8 千焦，1 克脂肪提供热能 37.8 千焦。

第二节 平衡膳食

一、什么是平衡膳食

平衡膳食是由多种食物构成，它不但能提供足够数量的热能和各种营养素以满足机体正常的生理需要，而且还要保持各种营养素之间的数量平衡，以利于它们的吸收和利用，达到合理营养的目的。

人体是一个极其复杂的有机生物体，各个器官和系统在其不同的生长发育阶段，对热量和营养素都有不同质和量的要求。特别是儿童期，一旦营养素单一了，就会带来各种疾病和生理障碍。这就是人体和营养素之间客观上存在着的一种平衡关系。

（一）平衡膳食的含义

（1）各种营养素的平衡，即在一天的食谱中各种营养素都有。

（2）各类食物的平衡，即谷、肉、蛋、蔬菜、水果、豆、油和糖等八大类食物具备。

（二）平衡膳食具备的条件

（1）质优；

（2）量足；

（3）各种营养素之间的比例适当、合理；

（4）调配得当，容易消化。

（三）平衡膳食的要求

为了保证儿童能够得到平衡膳食，必须注意以下几个问题。

1. 三餐的热能分配要合理，供给要充足

中国营养学会为我国婴幼儿制定了热量及各种营养素的供给量，它是根据幼儿对营养素的需要量而确定的，反映了人类膳食的质量或合理营养需要达到满足的标准。随着对人类合理营养的不断深入认识和食品生产的不断发展，膳食中营养素的供给量标准也将做出相应调整和改善。为了保证幼儿健康成长，一般来说，供给幼儿热量和营养素可根据经济状况做调整和提高，但不低于营养学会所提出的供给量标准。根据营养学会的建议，儿童每日热量的供给量：3～4 岁，5880kJ；4～5 岁，6300kJ；5～6 岁，6720kJ。

按照我国膳食的习惯和营养学的研究，各餐热量的分配以早餐 28%～30%，午餐

40%左右，午点5%，晚餐25%为宜。全托幼儿每天热量不低于供给量标准的90%，日托幼儿不低于80%，是符合人体生理卫生和消化规律的。

2. 合理搭配产热营养素

儿童热能食物的选择，以粮谷为好。这既符合国情，又便于能量的代谢。专家建议粮谷热能占50%～60%为宜，其他可选用动物性食品、坚果类食品。

在婴幼儿膳食中，三种产热营养素在总热量的供给上应有一个适当的比例。一般建议，婴幼儿每日膳食中蛋白质所供给的热能应占总热能的10%～15%，脂肪占25%～30%，碳水化合物占55%～60%。

3. 科学搭配食品，提高膳食的营养效益

营养素由于种类不同和化学结构各异，它们之间有着许多的互补作用，单一进食是不科学的。有些食品是相辅相成的，可以使人体更有效地吸收营养，相反有些食物是相克的，同时食用能互相排斥，减弱吸收营养的效果。如矿物质铁是人体十分难以吸收的，如果饭后吃点维生素C食物（一杯橙汁、山楂饮料），就可以提高铁的吸收量，若同时喝茶水就影响了铁的吸收。可见，在进食或加工食品时，品种越多营养素就越多，而它们之间的互补机会也就越多，从而达到提高膳食的营养效益的目的。

4. 膳食的酸碱要平衡

食物在生理方面分酸性和碱性。常见的动物食物、粮谷食物均属酸性，蔬菜和水果等属碱性。目前，膳食中动物食物增多、主食中谷物较多，所以酸性食物占主导地位。人体血液偏酸性后，容易形成酸中毒，诱发各种疾病，后果十分危险。在酸、碱性食物搭配过程中，尤其应该控制酸性食物的比例，保持儿童生理上的酸碱平衡，同时也有利于食物中各种营养成分的充分利用，以提高食物的营养价值。

5. 科学地进行食物加工和掌握烹调方法

平衡膳食除了对食物的搭配要符合科学性以外，在食物加工和烹调方法方面也要讲究科学性。例如按科学的方法切洗蔬菜，掌握好烹调的火候，这样才能最大限度地保存营养素。幼儿的味蕾很发达，味觉很敏感，他们不仅对食物的甜、酸味敏感，而且对苦、咸和有异味的食物也很敏感。凡不适合儿童口味的食物，都会降低孩子的食欲。食物经过烹调加工，可以减小体积，改变形状，增加美味，使食物色、香、味、形符合幼儿的感官要求，增进食欲。但如果烹调加工中没有掌握食物的营养特性，则会使营养遭到损失和破坏。所以，注意科学的加工是幼儿膳食的重要要求。

（1）米类的烹调

为避免做饭时营养素的流失，应注意以下几点：

①用凉水淘米。淘米时水温越高各种营养素的流失量越大。

②用水量及淘米次数尽量减少。淘米时所损失的营养素随淘米的方法和淘洗的程度不同而不同，据已故营养学家侯祥川的研究，各种稻米由于淘洗，可使维生素B_1损失40%～60%不等。此外，维生素B_2和维生素PP损失23%～25%，矿物质的损失40%～70%，蛋白质损失10%，脂肪约损失2%。

③不用力搓。

④如洗后浸泡，应将米汤一起煮饭。

⑤煮粥不加碱。实验还表明，煮粥时加碱，可使维生素 B_1 损失 30%。

（2）面食的烹调

面食的吃法多种多样，如烤、蒸、烙、煮、煎、炸等，由于所需温度、加热的时间、制作方法不同，因而维生素 B_1 的损失率也各异。有人曾做过实验得出，炸油条由于温度高而且加了碱，使维生素 B_1 完全损失，烤饼干维生素 B_1 的损失也可达 100%，面包制作过程中维生素 B_1 的损失率为 10%～30%。据研究，面食以蒸的形式营养素的保存率较高，面食应少放或不放碱。

（3）蔬菜类的烹调

①蔬菜如果先切后洗，维生素 C 可损失 2.8%，切后泡于水中时间越长，则维生素 C 损失越多。切后不及时烹调维生素 C 可被氧化破坏。因此，蔬菜应先洗后切，下锅前应尽量避免浸泡。

②对蔬菜的烹调有急炒、快炒、煮、蒸等方法，不同的制作方法由于时间、火候不同，对维生素的破坏程度不一，如表 4-4、表 4-5 所示。

表 4-4　蒸菜时维生素 C 的损失率

菜名	不同时间维生素 C 的损失率（%）		菜名	不同时间（分）维生素 C 的损失率（%）	
	10 分钟	30 分钟		10 分钟	30 分钟
洋芋	0.4	37.4	茄子	45.2	69.9
苤蓝	18.3	17.1	南瓜	8.7	23.9
白萝卜	3.6	11.4			

表 4-5　急炒与煮菜时维生素的损失率（%）

菜名	急炒法	菜名	煮法
小白菜	0.7	小白菜	76.0
苋菜	20.6	菠菜	50.2
绿豆芽	38.6	黄豆芽	68.4
番茄	25.9	土豆	60.6

由此可见，蔬菜类宜用急炒的方法。若适宜加醋，可更好地保存维生素 C，并促进钙、磷的吸收。

③由于某些维生素易氧化，故炒菜时宜加锅盖，但不可用铜盖（因为铜是氧化剂）。

④肉蛋类的烹调

由于大块肉导热不良，深部温度不易渗入，有时虽经煮沸后，深部仍有微生物，故切肉不宜过大过厚。肉蛋经烹调后，除维生素外，其他营养素变化不大，如猪肉红烧、清炖时，维生素 B 损失 60%～65%，蒸炸损失 45%，炒时约损失 13%。总的来说，炒肉、蛋各种营养素的保存较好。

二、乳婴儿的喂养

乳婴儿是一生中生长发育的重要时期，此时期的营养是否合理，直接影响其体格、智力的发育，并且波及下一阶段（幼儿期）的发育，所以，特此介绍喂养的有关知识。

（一）母乳喂养

母乳喂养是世界卫生组织极力推荐的一种最佳哺养方式，因为它具备其他喂养种类无法比拟的优势，主要表现在以下几个方面：

（1）哺喂母乳是最理想的营养品。母乳含有婴儿所需要的全部营养，而且搭配合理。只要母亲身体状况许可，就应尽可能实行母乳喂养。母乳营养价值高，其营养成分也最适合乳儿的需要，并能随着乳儿的生长发育而改变其成分和分泌量。健康母亲的乳汁是营养价值最高、最适合乳儿生长发育需要的理想食物。新生儿消化能力较差，需热量较少，这时母亲的初乳（产后至产后 12 天的乳称为初乳）比较稀薄，含脂肪量较少，蛋白质较多，而且大部分为球蛋白，既适合新生儿的消化能力和营养需要，又可把母亲的抗体带给新生儿，增强其抵抗力。随着婴儿的长大，消化能力增强，乳汁变浓，脂肪成分增加，乳量也加大，这是其他乳类所不能比拟的。

（2）母乳容易消化、吸收。母乳中蛋白质、脂肪和碳水化合物的比例适当，人乳与牛奶相比较，人乳的优点在于：人乳中大部分是乳蛋白，遇胃酸形成较小的凝块，易消化；牛奶以酪蛋白为主，在胃内形成的乳凝块大，不容易消化吸收。人乳所含的脂肪颗粒小，易被吸收，并含有较多的不饱和脂肪酸；牛奶中脂肪颗粒大，所含不饱和脂肪酸仅为人乳的 1/3。人乳内乳糖含量较高，吃母乳的孩子没必要再额外加糖。乳糖不仅可提供大脑所需要的热量，还能抑制大肠杆菌的繁殖，减少发生腹泻的机会。人乳中钙和磷的比例适宜（2∶1），能更好地被吸收利用。人乳中含有多种维生素，且因直接喂哺，里面含的营养素如维生素 C、维生素 B_1、维生素 B_2，维生素不被破坏。

（3）母乳可提高乳儿对疾病的抵抗力。初乳中含有大量的分泌型免疫球蛋白 A 抗体，在肠道内不被消化，附在肠黏膜表面，抵御感染与过敏源的侵入，从而增强新生儿的抗病能力。成熟乳中含有特异性抗体，具有抗胃肠道感染和抗病毒的作用。母乳中还有溶菌酶和吞噬细胞，也具有抗感染作用。所以，母乳喂养的婴儿不易发生胃肠道疾病。

（4）母乳喂养既方便、新鲜、卫生、经济、温度适宜，又不致因加工消毒而破坏某些营养素。

（5）有利于乳儿心理健康。乳儿在吸吮母乳的同时，享受着母体的温暖和亲切的爱抚，有利于心理健康。

（6）减少过敏反应。湿疹（俗称奶癣）是乳儿常见的一种过敏症，多因喂牛奶引起。牛奶中的蛋白质对人体来说，是异体蛋白，进入有过敏体质的乳儿体内，可引起过敏反应。

(7) 母乳喂养对母亲有益。通过母乳喂养，乳儿的吸吮反射性地刺激母亲子宫收缩，对产后子宫复原有好处。

(8) 母乳中所含水分可满足婴儿的需要。喂母乳解饥还能解渴。

由于母乳喂养优点很多，所以在有母乳的情况下，应尽量使乳儿能吃到8个月到1年的母乳。

一般每隔4小时喂养1次。满3个月后可减少夜间喂哺次数，每日改喂5次。

影响母乳分泌量的主要因素是饮食和精神因素。若乳母的饮食不足，不仅使乳汁量减少而且乳液中的蛋白质、脂肪含量均较低。精神方面的刺激也可以影响乳汁的质和量，惊恐、愤怒、忧虑等都能使乳汁的量减少。乳母常吸烟也可使母乳汁减少。乳母营养充足、精神愉快、有适当的休息和运动，方能喂哺成功。

乳母患慢性疾病，长期应用抗生素、磺胺、抗癫痫药等，应考虑断母乳。乳母患急性病时，可暂时中断母乳喂养，以牛奶等代替，并定时用吸奶器吸空乳房，以免回奶。待痊愈停药后再喂哺母乳。

乳母应避免接触农药、汞、铅、砷等有害物质，有毒物质可经乳汁排出，使乳儿中毒。酒精也可自乳汁中排出，乳母应忌酒。

我国母乳喂养率呈逐年下降的趋势，政府和卫生部门对此十分重视，在《90年代中国儿童发展规划纲要》中确定了“2000年实现母乳喂养率80%”的目标，并把每年5月20日作为“全国母乳喂养宣传日”，以动员全社会重视和支持母乳喂养，提高母乳喂养率。

(二) 人工喂养

完全没有母乳，而用牛奶、羊奶、豆制代乳粉等喂哺乳儿，称为人工喂养。常见的代乳品有如下几种：

(1) 鲜牛奶：鲜牛奶与人乳所供给的热能大致相等，但营养成分有差异。牛奶中蛋白质含量较高，但以酪蛋白为主，在胃内形成的凝块较大，不易消化，脂肪含量虽与人奶相似，但脂肪体较大，对胃肠道有刺激，故难以消化、吸收。牛奶中乳糖含量较人乳低，无机盐含量偏高，且钙磷比例不适宜，不利于钙的吸收。因此，用牛奶喂养3～4个月以内的婴儿，需要加水稀释并煮沸，使之易于吸收。

(2) 鲜羊奶：羊奶供给的热量及营养成分与牛奶大致相同，乳白蛋白含量较牛奶高，在胃内形成的凝块小，羊奶脂肪球较小，较牛奶易于消化。但羊奶中含维生素 B_1、B2、叶酸（维生素PP）较少，需按时添加辅食，以免发生“营养性巨幼细胞性贫血”。

(3) 全脂奶粉：是用鲜牛奶喷雾干燥制成的干粉，奶粉中的酪蛋白，在加工过程中颗粒变细，故比鲜牛奶更易消化，同时也便于保存和携带，喂养时加水（按1∶4比例）配成鲜牛奶浓度。

(4) 豆浆及豆制代乳粉：在没有条件得到乳类及其制品的情况下，可用豆浆或豆制代乳粉喂养乳儿。宜补充鱼肝油及其他辅食。

（三）混合喂养

因母乳不足或其他原因不能按时哺乳时，用代乳品代替一部分母乳，称为混合喂养。可在某1～2次喂哺时间完全喂牛奶，或在每次喂母乳后补给一些牛奶，其量可试着由乳儿吸食，吃饱为止。若乳儿消化正常，即可确定其用量。

在喂哺时，可先滴牛奶于成人的手上，试试温度，不要用嘴吮奶试温度。若训练乳儿自己捧着奶瓶吃奶，也要让乳儿取坐位，成人在旁照顾，使橡皮乳头内充满乳汁，不致吸入空气，并注意不使奶瓶压迫牙床。

制备乳液的用具，包括奶瓶、橡皮奶头、漏斗、匙等，均需用后洗净，煮沸消毒。

（四）乳儿辅助食品

乳类虽然是婴儿的最佳食品，但随着他们的生长发育，只靠流质乳类远不能满足孩子的需要，所以，及时为婴儿增加辅食，既可补充乳类中某些营养素的不足，又可为逐渐过渡到断奶做好准备。

1. 添加辅食的目的

（1）补充乳类的不足。

（2）增加营养以促进生长发育。

（3）为断奶做准备：

A. 生理上的准备；

B. 心理上的准备。

2. 添加辅食的原则

总的原则：由稀到稠、由细到粗、由一种到多种、由少量到多量，按月龄添加。

3. 具体注意事项

（1）每次只加一种新的食物，待婴儿习惯了，再加第二种。

（2）第一次添加新食物宜少量，如婴儿消化正常，3～4天后可加量。

（3）婴儿在饥饿时容易接受新食物，故要在喂奶前添加新食物。

（4）婴儿在身体不适、天气炎热、改变环境等情况下不宜添加新食物。

（5）添加辅食要与月龄相适应。

4. 添加辅食的顺序（见表4-6）

表4-6　添加辅食的顺序

月龄	辅食名称
2～4周	鱼肝油由1滴开始，每月增加1滴至摄入维生素D 400国际单位
5～6周	果汁、菜汁或维生素C片剂约200mg
3～4月	蛋黄、米、面糊
5～6月	稀粥、软挂面、菜泥、果泥、鱼泥

续表

月龄	辅食名称
7—9 月	粥、软挂面、全蛋、肝泥、碎肉末、豆腐、饼干、烤面包、煮土豆
10—12 月	软饭、馒头、包子、面包、豆腐干、碎菜、碎肉等

婴儿 8～12 个月就可以断奶，但需要一个逐步适应的过程。所谓断奶，是婴儿由单纯的母乳喂养，通过添加代乳品、相宜的辅食，逐步过渡到完全食用食物。可以说，科学地断奶和让婴儿出生半小时后即吸吮母乳的意义一样重要。随着哺乳时间的推移，母乳由初乳过渡到成熟乳，乳汁的量和质都逐渐不能满足婴儿生长发育的需要。过分延长母乳喂养时间，不仅会使孩子留恋母乳，干扰对辅食的兴趣，影响正常食欲，产生拒食反应，而且会对孩子造成一系列不良的心理反应，影响婴儿的健康成长。

有资料表明，我国母乳喂养 6 个月以内的婴儿，生长曲线并不低于同月龄发达国家孩子；但 6 个月后的生长曲线就明显低于发达国家，究其原因，最根本的原因就是家长对适时断奶的意义缺乏足够的认识。一般认为，最佳断奶月龄在城镇为出生 8～12 个月，农村可延长到 12～18 个月。但是，如果乳母体质差，平时泌乳量又不足，可适当提前断奶；如果乳母体质好，泌乳仍处于旺盛状态或因婴儿体弱多病，断奶有损婴儿健康，也可适当推迟断奶时间，但最迟也不得超过 2 岁为宜。断奶的具体时间宜在春季或秋季。

三、幼儿膳食

1. 配制幼儿膳食的原则

（1）适合幼儿营养的需要。各种营养素种类齐全，供应量适宜，可满足迅速生长发育时期所必需的营养物质。

（2）注意食物的品种、数量和烹调方法，适应幼儿胃肠道的消化和吸收功能。

（3）食物能促进食欲。尽量使事物的外形美、色诱人、味可口、香气浓、花样多，以促进幼儿食欲。

（4）讲究卫生。注意饮食卫生，严防食物中毒。

2. 在《中国居民膳食指南》的指导下配膳

（1）食物多样，谷物为主（第 1 条）；

（2）多吃蔬菜、水果和薯类（第 2 条）；

（3）每天吃奶类、豆类或其制品（第 3 条）；

（4）经常吃适量鱼、禽、蛋、瘦肉，少量肥肉和荤油（第 4 条）；

（5）食量与体力活动要平衡，保持适宜体重（第 5 条）；

（6）吃清淡少盐的膳食（第 6 条）；

（7）若饮酒要适量（第 7 条）；

（8）吃清洁卫生、不变质的食物（第 8 条）。

3. 培养良好的饮食习惯

(1) 按时进餐，饭前有准备

根据幼儿的消化特点，3～6 岁幼儿每天以三餐一点制为宜，每餐间隔时间为 3.5～4 小时，具体安排是：早餐 7：30—8：00，午餐 11：30—12：00，午点 2：30—3：00，晚餐 5：30—6：00。如寄宿制幼儿园，可加一次晚点。

幼儿大脑皮质兴奋过程占优势，注意力易转移，所以，要求进食环境安静、干净、优美。进餐前后切忌给幼儿不愉快的刺激，禁止进餐时斥责、惩罚幼儿。幼儿每次进餐时间不得少于半小时，进餐前后 15～30 分钟不宜做剧烈活动或强智力活动。

进食前，告诉幼儿要吃饭了。1～2 岁的孩子，要求他们洗好手，戴上围嘴，坐在自己的小椅子上。3 岁左右可以在吃饭前帮助做一些就餐的准备，如擦桌子、摆筷子，放好自己用的小匙、小盘、小碗。看到固定的餐具，想到马上要吃饭了，会使幼儿食欲增加。每顿饭应有大致的时间限制，既要求幼儿细嚼慢咽，又不要拖得太久，应该专心吃饭。

(2) 饮食定量，控制零食

除了三顿饭、1～2 次点心之外，要控制零食，使幼儿养成吃好三餐的好习惯。另外，教育幼儿不要贪食，以免消化不良。

(3) 不偏食

偏食是一种不良的饮食习惯，不仅影响幼儿的健康，而且形成固定的口味以后，长大成人也难以再适应多样化的膳食。膳食多样化才能使人们获得全面的营养。

(4) 注意饮食卫生和就餐礼貌

进餐时还要注意培养幼儿良好的饮食习惯，如饭前洗手，饭后漱口，细嚼慢咽。注意饮食卫生，不吃不清洁、不新鲜的事物，不喝生水，不捡掉在桌上或地下的东西吃，使用自己的水杯、餐具等。

自幼儿上桌开始，就应培养良好的就餐礼貌，如进餐时不喧闹，正确使用餐具，咀嚼、喝汤时不应发出大的声响，夹菜不可东挑西拣，不糟蹋饭菜等。特别是要懂得谦让，不应把好吃的独占。

第三节 托幼机构饮食卫生要求

一、食品卫生

1. 食品的选购

在购买食品时，首先索取生产厂家的生产许可证及产品检验报告，认定所购买的食品（特别是一些熟食制品等）是否新鲜，防护是否符合卫生要求，是否按特定的贮存要求存放；精心储存熟食。如果必须提前制备食品或吃剩的食物要保留 4～5 小时以上，贮存的温度必须在 60℃ 以上或以最短时间内降至 10℃ 以下，可减慢微生物的繁殖速度。

2. 烹调制备

烹调幼儿食物时，尽量选用蒸、煮、烩、焖、烧及熘等烹制方法，以保持原料烹制后仍然较软、烂、酥。尽量少用或不用油炸、油煎的烹调方法，晚餐不以甜食为主，做到既保证营养价值，又易于幼儿食用、消化和吸收。少盐、少味精、低糖、弱酸、无刺激、少油的调味方式比较适合幼儿，有利于幼儿的健康成长。科学地清洗蔬菜，注意先洗后切，不要切后再洗，以减少水溶性营养素的流失。某些蔬菜最好在水中浸泡一段时间，以有效祛除寄生在蔬菜表皮的虫卵和残留农药。在平时的膳食中适当增加蔬菜和胡萝卜的使用量，不受孩子的欢迎时，可把蔬菜掺到包子、饺子里，让孩子不知不觉把蔬菜吃进去；也可把胡萝卜粒和火腿肉粒、黄瓜、鸡蛋做成炒饭，同样受到幼儿的欢迎。膳食烹饪还要注意尽量减少营养素的损失和破坏，炒菜时不要加水太多，菜汤和菜一同食用；淘米次数不要过多，以减少维生素 B_1 的损失；米汤不要丢弃，煮水饺和面条的原汤应让幼儿食用。炊事员要体检合格后上岗，工作时要穿工作服、戴口罩，彻底清洁双手。

幼儿膳食看起来也许并不复杂和深奥，但具体做起来却不那么简单。只有以科学态度掌握好配食的质量，才能为孩子提供充足的营养，保障孩子健康成长。

3. 食物储存

需要储存的食物放入冰箱时要生熟分开，再次食用时要彻底加热；肉菜瓜果及粮食要妥善保管，防止受潮发霉、腐烂、变质以及被老鼠、苍蝇、蟑螂等咬食污染；食用饭菜尤其是扁豆、豆浆一定要加热煮熟，生食蔬菜要反复清洗、消毒后再食用；锅、碗、碟、筷等餐具应经常煮烫、消毒；不要自行采食或购买野生蘑菇，预防蘑菇中毒。

二、厨房卫生

(1) 遵守《中华人民共和国饮食卫生法》，防止病从口入。

(2) 坚持每天小扫除（扫地、洗地、抹柜），每周大扫除（洗墙壁、抹门窗、风扇、盆盖），室内外环境卫生用水冲洗。

(3) 餐具、炊具、用具用前清洗消毒，用后及时清洗干净和放置整齐，对保温桶等不能消毒的器具用完毕后，还要用开水烫过，每天抹橱柜两次。

(4) 采购回来的肉、菜一定要洗干净，菜要浸泡半小时，做到无杂物；食物要煮熟，凡放入过冰柜的食物一定要煮过才能吃，坚持不吃不卫生食物。

(5) 炉面、砧板、菜刀、菜箩及其他炊事用具，要经常保持清洁，每天用消毒水抹熟食柜。

(6) 水壶每天换一次开水，厨房人员分饭要坚持戴口罩。

(7) 生熟食物严格分开盛放及使用不同的用具，盛放要加盖，防止蚊蝇等叮、爬及污染。

(8) 炊事员每天下班前喷洒消毒药物。

三、炊事人员卫生

(1) 确保食物干净卫生，质量优等，按时供应。

(2) 食堂做到一切用具要经常清洗、消毒（蒸笼、铁桶、篮子、盖布、炸锅、和面机、面盆等）。

(3) 学生用的餐具必须坚持做到“一冲、二洗、三净、四消毒”的程序，消毒完毕后放入专用的碗柜中。

(4) 食堂工作人员要自觉遵守公共卫生和个人卫生，凭健康证上岗位（食堂内、外要保持卫生，勤洗工作服，勤剪指甲，勤理发，女工作人员不留披肩发）。

(5) 食堂人员工作前要洗手消毒，穿戴整洁的工作衣帽上岗，便后要洗手，上班期间严禁穿拖鞋。

(6) 餐厅工作人员随时保证餐厅地面、桌面、椅子的清洁。做到一餐一清除，一周进行一次环境大扫除，保持整洁卫生。

(7) 要讲究职业道德，说话要文明，上班期间不准大声喧哗，不在工作场所打闹嬉戏，同志之间要加强团结，互相帮助。

(8) 应增强和保持卫生意识，养成良好的卫生习惯，不随便乱丢塑料袋，废弃物品一律丢入垃圾桶，不随便吐痰。

思考与练习
SIKAOYULIANXI

1. 简述营养和营养素的概念。
2. 蛋白质对人体有什么作用？
3. 钙有什么作用？它的缺乏对学前儿童有什么影响？
4. 学前儿童膳食有哪些特点？
5. 托幼机构的食品卫生应注意哪些方面？

第五章　学前儿童意外事故防护与急救

学习目标

1. 了解幼儿的安全与如何进行意外防护。
2. 了解常用的护理技术。
3. 了解常用的急救技术。
4. 了解常见的意外事故。
5. 掌握常见事故的预防和急救方法。

第一节　幼儿意外事故防护

一、造成幼儿发生意外事故的主要原因

幼儿的意外事故，主要是指日常生活中人们没有事先估计到或难以预料的偶发事件对幼儿造成的伤害。1994 年《中国儿童状况分析报告》显示，城乡儿童的死亡原因中，意外事故排在首位。幼儿意外事故发生率高，主要原因有：

1. 幼儿身体稚嫩，身体还未发育完全

幼儿由于年龄小，体质和体能相对较弱，在活动时把握不好平衡，身体重心不稳，动作不协调，反应慢，不灵活，相撞时躲闪能力差，加之成人对幼儿的过度保护、过分替代，使幼儿在意外事故中不知所措，缺乏自我保护意识及经验和能力，从而导致意外伤害事故的频频发生。

2. 保教人员安全意识不强，措施不到位

保教人员在具体的工作中缺乏观察能力、安全意识不足也是造成幼儿意外事故的原因。例如，在日常生活中不注意对幼儿进行安全教育，使幼儿缺乏自我保护能力；有的教师责任心不够，对幼儿疏于照顾；在晨间接待中没进行安全检查使幼儿将危险物品带入；在活动中提供的玩教具及活动场地不符合安全要求等。

3. 幼儿不良行为造成的伤害

现在的独生子女在家备受宠爱，形成以自我为中心的个性特点。他们任性、执拗，集体意识差，谦让、友善不够，在游戏和户外活动时，规则、秩序的概念较为淡薄，爱凑热闹，喜欢争抢。这些不良的生活、行为习惯也是发生意外事故的隐患。

二、避免和减少意外事故发生的措施

幼儿生活在家庭、幼儿园和社会的环境之中，意外事故的发生不可避免，只有通过家长、教师的正确引导，耐心教育，努力培养幼儿的自我保护能力，变过度保护、消极躲避为科学教育、积极预防，才能使各种意外伤害发生的可能性降到最低。

预防幼儿意外事故的发生应从以下几个方面着手。

1. 安全教育

(1) 教育幼儿遵守各种安全制度。教育幼儿在过马路时，应遵守交通规则，红灯停、绿灯行，走人行道，不在马路上停留和玩耍，不爬树爬墙，避免碰撞。遵守体育运动、游戏规则。到公共场所参观、游览、外出散步或户外活动前，教育幼儿不要随便离开集体，有事告诉大人后再处理。

(2) 教育幼儿不做有危险的事。教育幼儿不要随身携带小玩具和锐利的器具，更不能将其放在口、鼻、耳中，以免造成事故。讲解和宣传科学常识，让幼儿懂得玩火、玩电、玩水的危险性，教育幼儿不随便采摘花果、捕捉昆虫，更不能将其放入口中。

(3) 培养幼儿自我保护意识。保教人员平时应加强对幼儿自我保护能力的培养，对幼儿进行必要的安全教育，帮助他们了解什么是危险，怎样避开危险，并教给他们进行自救的方法。例如，独自在家不要随便应门，不要随便开关煤气，遇煤气泄漏要及时开窗通风等。了解免费报警电话，懂得“120”“119”“110”的报警含义。

2. 安全防护

(1) 提高安全意识，健全规章制度。幼儿园领导要加强对保教人员的职业道德教育，提高安全意识；将安全放在保教工作的首位；健全幼儿园的各项规章制度，明确保教人员岗位职责；定期对幼儿园的安全、教育工作进行督促和检查。

(2) 消除意外事故的隐患。定期检查建筑物、设备和用具，发现问题要及时处理，运动器械、大型游乐设施等都必须牢固、安全、经常检修。孩子的睡床、教室的门窗，都要加防护栏杆。可能引起各种意外的物品置于孩子不易拿到的地方（如药物、杀虫剂等）。开水、热饭、热汤等容易烫伤幼儿的都应该放在幼儿够不着的地方。

三、意外伤害的类型及急救处理原则

儿童意外伤害一旦发生，当事者若具有救护、自救的知识，冷静、沉着、迅速地采取急救措施，往往能在很大程度上争取时间，减少事故造成的损失，减少儿童的伤残和死亡。

儿童意外伤害按其轻重可分为以下三类：

迅速危及生命的如淹溺、触电、雷击、外伤大出血、气管异物、车祸和中毒等，这一类事故必须在现场争分夺秒进行抢救，防止可以避免的死亡。另一类意外伤害虽不会顷刻致命，但也十分严重，如各种烧烫伤、骨折、毒蛇咬伤、狗咬伤等，如不做处理或处理不当，也可造成死亡或终身残疾。还有一类是轻微的意外伤害如小刀划破了一个小口，摔破了一点皮，烫起了一个小水泡等，这些意外伤害可以在家里或幼儿园进行简单处理，必要时到医院进行治疗。

儿童意外伤害需要的急救处理是前两类，急救处理的原则是：

(1) 抢救生命。首先要注意的是受伤儿童的呼吸、心跳是否正常。如果受伤儿童心跳、呼吸不规律，快要停止或刚刚停止，当务之急就是设法暂时用人为的力量来帮助患儿呼吸，使其恢复自主呼吸，支持患儿心脏正常功能。在常温下，呼吸、心跳完全停止 4 分钟以上，生命就岌岌可危；超过 10 分钟，患儿很难复苏。因此，当患儿的呼吸、心跳发生严重障碍时，若不立即进行急救，只等送医院再救，往往会造成不可挽回的后果。

(2) 减少痛苦。在现场抢救中要尽量减少患儿痛苦，改善病情。因为意外伤害是严重的，如各种烧烫伤、骨折时疼痛剧烈，甚至出现休克，加重病情。因此在处理和搬运时，动作要轻柔，位置要适当，语言要温和，必要时服用镇痛、镇静药物。

(3) 预防并发症。在抢救患儿时要尽量预防和减少并发症的出现和以后留下后遗症。如儿童摔伤或坠落伤时发生脊柱骨折。当患儿脊背疼痛疑有脊柱骨折时，严禁让患儿走动，转运时一定用木板做担架运送。如果让患儿走动，或用绳索等软担架运送，或抱背着转送，都可能因脊椎的活动而损伤脊髓神经，造成截瘫。

四、如何处理意外伤害

1. 人工呼吸

患儿呼吸停止时，使用人工帮助维持呼吸和激发恢复自主呼吸功能的方法称人工呼吸。人停止呼吸几分钟，就会死亡。大脑即使缺氧短短 4 分钟，也会导致永久性的损害，所以应尽快把空气送入肺内。首先检查伤者有没有呼吸，贴近伤者的口鼻细听，注意胸部有无起伏。人工呼吸是现场急救危重患儿（在无呼吸下）最常用的急救法之一。人工呼吸方法很多，常用的有口对口呼吸法、仰卧牵臂式人工呼吸法、仰卧压胸人工呼吸法。

(1) 口对口人工呼吸法的要领。首先使患儿仰卧，头部后仰，先吸出口腔和咽喉部分泌物，保持呼吸道通畅。急救者蹲于患儿一侧，一手托起患儿下颌，另一手捏住患儿鼻孔，将患儿口腔张开，敷盖纱布，口唇严密包盖于患儿口部，用一手拇、食两指捏住患儿鼻孔，用适当力量向患儿口对口吹气。当气体进入胸腔后开放鼻孔，停止吹气，使气体被动排出，每次吹气 1～15 秒，见胸部有起伏即可。吹气与排气的时间比例为 1∶2，吹气次数儿童为 20～40 次/分，婴幼儿 30～40 次/分。吹气后松开手，确认胸部有无起伏，如果有空气从患儿口中呼出，说明人工呼吸的方法是正确的，继续接着吹气 2 次后，用 5 秒钟确认有无脉搏跳动。

（2）仰卧牵臂式人工呼吸法的要领。此种方法对幼儿效果较好。因为幼儿胸壁薄，外界稍加压力，即可明显地作用于肺部。使用此方法时使患儿仰卧，上肢放在身体两侧，背部垫柔软衣物，胸部上凸，头后仰，救护者双膝跪在患儿头部两侧，握住其手腕，将患儿双臂上举，并向外伸展，此时胸廓变大，造成吸气。反复进行，即可收到较好效果。

（3）仰卧压胸人工呼吸法的要领。先将患儿衣扣和腰带松开，呈仰卧位，背部垫高，头偏向一侧，呼吸道保持通畅。急救者蹲于患儿一侧或跪于患儿大腿两侧，面向患儿头部，双手手指分开，拇指向内，横放于两侧肋弓上面，两臂伸直，上身前倾，借助身体重力推压患儿胸部使气体排出，2 秒钟后急救者松开双手，上身挺起，2 秒钟后，待患儿胸廓自行扩张，空气吸入肺内。如此反复操作，每分钟 16～20 次。

2. 止血

外伤少量出血不会引起多大危险，但遇到动脉血管尤其是大的动脉血管出血，如不及时止血，就会危及生命。外伤引起的内出血，是体内血管破裂，所以血虽未外流，但患儿也会有失血的症状。如脸色苍白、冷汗淋漓，呼吸急迫、心慌气短，脉搏细而弱，甚至摸不到，血压也急剧下降。外伤止血有如下几种方法：

（1）普通止血法。普通较小伤口的外伤出血，可用生理盐水（用 9 克盐加冷开水 1000 毫升配成）冲洗局部，盖上消毒纱布块，用绷带或其他布类带子较紧地包扎局部，以不出血为度。如头部或其他毛发较多的部位受伤，先剪去毛发，清洗、消毒局部，再按上述方法包扎。对于一般伤口的出血，这种方法效果较好，也简便易行。

（2）指压止血法。身体某些部位的动脉出血时，如有人熟悉止血部位，可采用指压止血法。其方法是，用拇指压住出血的血管上端（近心端），使血管被压闭住以断血流。但时间不能压得过长。

（3）加压绷扎止血法。伤口较大，出血很多，用普通止血方法未能奏效时，可用消毒白纱布、棉花等做成软垫直接放在伤口上，紧紧绷扎以达到止血目的。另外，加垫可用在肢体的弯曲处，如肘窝、腋窝处，然后用绷带把肢体弯曲起来，使用“8”字形绷带缠起。头部受伤时，用环形垫加压绷扎，即用棉花做成环形，拿绷带绕好，放在伤口正中心，然后用绷带或三角巾包缠，这在头部伤口有骨折或异物时可采用。

3. 胸外心脏按压

胸外心脏按压就好像“人工心跳”，暂时帮助心脏进行工作，将血液压出去，流回来，使血液仍能继续循环。实施时将患儿仰卧在硬板床上或干硬的地面上，用手掌压迫胸骨当中部位。注意保持肘臂垂直。有节律地压迫胸骨下陷 3～4cm 为度，速度为每分钟 80～100 次。挤压后要突然放松，依靠胸廓的弹性使胸壁自然回升，使心脏舒张，血液再次注入心脏。

第二节 常见的护理技术

幼儿生病，除看医吃药外，良好的护理也是促进幼儿病愈的关键。俗话说："三分治，七分养。"保教人员掌握一些护理技术，有利于患儿的早日康复。

一、测量体温

测量体温是一项简单操作，但如果不掌握方法也会出现差错。给孩子测体温不能将体温计放在口里，因为孩子可能会把体温计弄碎，割破口、舌或咽下水银，这是极危险的。给婴儿测体温只能从腋下或肛门测量。在量体温之前，先将体温计中的水银柱甩到体温计刻度35℃以下。使用腋下表时，先将腋窝皮肤的汗擦干，然后将体温计水银头部放置于腋窝中间，使上臂紧贴于胸壁，使体温计夹紧，测试时间不能少于5分钟。看体温计数字时，要水平持体温计缓缓转动，取与眼等高的水平线位置看水银柱所至的温度刻度。小儿的正常体温是36℃～37℃（腋下）。38℃以下是低烧，39℃以上是高烧。体温计用完以后，要用75%的酒精消毒。传染病患者用过的体温计，更应该消毒。

二、服药与喂药

婴幼儿服药的时间与水温度。服药时间一般以饭后2～3小时为宜，不要与进餐时间相近，量多者可分数次间歇给药。凡调理补益的丸药、膏剂，在清晨空腹或临睡时吞服或温服；驱虫的药物，宜空腹服用；消食导滞的药物，宜饭后服，以健脾和胃，帮助消化。汤剂一般温服，发表药要趁热服，起发汗解表作用，有利于邪从汗解；高热、口渴、喜饮冷的患儿，中药可冷服；呕吐者或婴幼儿可分多次喂服，以免把药吐掉。如中西药物同时并用，中药需与西药分开服用。孩子不懂事，不会主动吃药，只有采用喂药的办法，但要采取一定的措施。喂水剂药时，用小匙慢慢喂，喂完后再喂几口糖水；喂片剂药时，把药片压碎，放在小匙内用开水调匀再喂；喂粉剂药方法同上。喂药前先将小孩抱起，半卧喂。喂药时不可顺着舌头直接往里灌，这样会呛着，而且药完全倒在舌面上，孩子很快尝到苦味，会一下子把药喷吐出来。最好用小匙慢慢地将药液自口角灌入，药液达到舌根后部即可咽下，等孩子咽了再把小匙退出口角，然后给一些糖水喝。动作要准确迅速，不要拖拉。注意不要强行喂服，以免口腔黏膜或牙龈受损出血，切勿捏鼻，以防呛入气管或引起窒息。婴幼儿患肺炎喘咳时，因气急，喂药不能太快，如有剧咳出现，应暂停片刻再喂。学龄前期及学龄期儿童，多半已经懂事，能自动服药，但常有害怕和拒服现象，必须说服鼓励，尽量不采用强行喂药的方法，对这个年龄的儿童，要加强督促，防止他们把药倒掉。

三、滴眼药

眼药分眼药水和眼药膏两种。眼药水是水剂，滴入眼内不影响视物，因此适合白天滴用。眼膏是油糊状，用后视物不清，小儿一般不能接受，易揉眼睛，影响疗效，所以眼药膏一般在睡前涂用。滴眼药最好的方法是当小儿即将睡醒之际，将眼药水轻轻地滴到患儿内眼角处（靠近鼻侧的眼角），立即唤醒小儿。小儿睁开眼后，药液就会自然流入眼内。这时如果有些小儿感到眼部有异常感觉，应避免患儿用手去揉眼睛，成人可用亲切的语言或玩具来逗引孩子，转移小儿的注意力。滴眼药不要距离眼球太近，以防刺伤眼睛。涂眼药膏，最好在睡前涂药。可直接挤在下眼皮内，闭上眼睛轻轻揉匀即可。小儿患眼病时，往往眼屎较多，滴眼药时，先把眼屎擦干净。眼睛若被眼屎粘住睁不开，可把药棉用温开水浸湿，在眼睛上敷一会儿，然后轻轻地从眼角向外侧擦洗。注意不要来回擦，一块药棉擦洗一只眼睛，擦净后滴眼药。不能合作的小儿，入睡后滴眼药。

四、滴耳药

小儿很容易患外耳道及中耳疾病，滴耳药直接滴入病变部位，对治疗有重要的作用。向耳内滴药，争取患儿的配合，让他采取坐位，头向一侧偏斜，也可以采用侧卧位。如果有脓性分泌物，先用3%过氧化氢清洗后再滴药。滴药前应查看药液名称，防止误滴其他药品。将药液对准耳道缓缓滴入外耳道，每次2～3滴。药液滴入后，用手指轻轻按压耳屏，促使药液流入，同时滴药后不要让小儿马上直立起来，待药液慢慢渗入后再直立活动。滴药时注意滴管口不要接触外耳道壁，以免污染滴管。

五、滴鼻药

幼儿鼻部出现疾患时，需要使用滴鼻药来进行治疗，但怎样正确地滴鼻药，这对幼儿来说是尤为重要的。首先，用药前应先清除鼻涕及清洁鼻孔；其次，滴药时必须采用坐位或仰卧位。坐位时让患儿身体靠在椅背上，头向后仰，鼻孔向上；仰卧位时把枕头垫在肩背上，使头向后仰，鼻孔向上，便于药液的滴入。滴药前，成人要注意查看准备滴入的药液名称，防止误滴其他药品。滴药时，成人用左手指轻轻推起鼻尖部，使鼻腔充分暴露，右手持滴鼻药对准鼻孔，每个鼻孔滴药2～3滴，滴完后用手指轻压鼻翼，让药液与鼻黏膜充分接触。滴药后，不要让幼儿立即抬头或站立，要静坐或静卧2～3分钟，使滴鼻药充分流入和接触，治疗效果较好。滴药后药液可能流入咽后部，有药液的异味，幼儿若感觉不适，可用清水漱口，来清除咽部残留的药液。

六、止鼻血

幼儿鼻出血一定会产生恐慌，要使幼儿保持镇静。鼻出血以单侧、前鼻流血最多。很多人流鼻血习惯把头仰起，误以为血不外流就是不出血，甚至认为应当咽下去再吸收，其实这都是不正确的。流鼻血时，低头可引起头部充血，仰头可使血液流到鼻腔后方、口腔、气管甚至肺部，重者可导致气管堵塞，呼吸困难，甚至危及生命。如果把血都咽下去，还会引起胃部不适或疼痛。医生也无法估计出血量，不利于治疗。正确的做法是：用无菌棉球塞住鼻孔，或用拇指和食指压紧鼻翼，口中的血液应尽量吐出，以免咽下刺激胃部引起呕吐。指压期间用冷水袋（或湿毛巾）敷前额及后颈，促使血管收缩，减少出血。如果血流不止应立即到医院就诊。出血后，幼儿2～3小时内不能做剧烈运动。

七、物理降温法

婴幼儿的神经系统发育还不完善，一旦体温上升，成人给孩子添加衣物焐汗降温的方法是大忌。正确的方法是在保持室温适中没有对流空气的情况下，及时脱去孩子身上的衣物给孩子散热，并辅以正确的物理降温方法降温。物理降温方法有酒精物理降温法、敷冰袋降温、洗温水澡降温等。最常用的物理降温方法是酒精擦浴，利用酒精在皮肤上迅速挥发吸收热量的原理达到降温的目的，降温迅速且操作方便。但这种方法不适宜婴幼儿，因为婴幼儿在用酒精擦浴时因冷的刺激后过度兴奋，易诱发惊厥，这种例子在临床已屡见不鲜；再则，婴幼儿体表面积相对大，皮肤薄嫩，毛细血管丰富，易于吸收酒精而中毒；并且大部分患儿拒绝接受。总之，婴幼儿发热不宜用酒精擦浴降温。另一常见方法是冰冷敷，即用冰袋敷额头或置大血管处，或冷水湿擦。这种方法也会刺激诱发婴幼儿惊厥及新生儿肺出血，并有冻伤的危险，不宜用于婴幼儿。最佳降温方法是温水擦浴法。这种方法对婴幼儿既安全又有效（效果同酒精擦浴），取材简易、方法简单。温热水可使血管扩张，改善血液循环，减轻组织缺氧，增强新陈代谢，降低痛觉神经的兴奋性，使组织松弛，解除肌肉痉挛强直而引起的疼痛。温水擦浴的水温应35℃～40℃（以手腕内侧皮肤不烫为宜），保持室内温度25℃～27℃，避免空气过度对流。擦浴以头颈部、腋窝、腹股沟等大血管处为主进行全身擦浴。半小时后测量体温，体温如至38.5℃以下可停止擦浴，注意让患儿多饮水，吃易消化的食物。有效的物理降温方法应该结合适当的药物治疗。

八、简单通便法

1. 开塞露灌肠疗法

该法是最常使用的灌肠疗法之一。开塞露的主要成分是山梨醇、硫酸镁及甘油等高渗性泻剂。注入直肠后可刺激直肠产生便意，促进排便，开塞露液包装在塑料囊内，囊上有长约3厘米的细管可用于将灌肠液挤入肛管。使用前将其尖端剪去，挤出少量液体润滑肛门后即可将细管插入肛门并挤出囊内液体。

2. 肥皂条通便法

将肥皂切成1厘米粗、2厘米长的细条，润滑后塞入直肠内，也可刺激直肠产生排便反射。此法比较方便，成本也很低，但应注意有肛裂或其他肛管、直肠损伤时使用可能会造成肛门疼痛。

第三节　常用急救技术

幼儿生性活泼好动，整日跑跑跳跳，容易受到意外伤害。若缺乏基本的急救常识或处理不当，则会让本已严重的后果更加严重。其实，作为一种生活技能，掌握急救的知识和方法对每个人来说都十分必要。虽然我们要全力避免意外伤害的发生，但遇到意外伤害发生时，不要惊慌失措，应保持镇静，适当采用一些急救措施将会起到挽救生命和改善病情的作用。

一、烫伤

幼儿烫伤在急诊中占较大的比例。幼儿烫伤中，因开水、热粥、热汤等烫伤者居首位。幼儿皮肤娇嫩，同样的温度对幼儿造成的伤害比成人更严重。

1. 急救措施

烫伤后应立即用冷水冲洗。等冷却后才可小心地将贴身衣服脱去，以免撕破烫伤后形成的水泡。冷水冲洗一般水温约20℃即可。切忌用冰水，以免冻伤。面部等不能冲洗或浸浴的部位可冷敷。冷水处理后把创面拭干，然后薄薄地涂些烫伤药、绿药膏等药物，再适当包扎1～2天，以防起水泡。但面部只能暴露，不必包扎。如有水泡形成可用消毒针筒抽吸或剪个小孔放出水液即可；如水泡已破则用消毒棉球拭干，保持干燥。烫伤后切忌用紫药水或红汞涂擦，以免影响观察伤后创面的变化。大面积或严重的烫伤经一般紧急护理后应立即送医院。民间所说烫伤后浸泡在酱油里是错的，因为酱油本身含有大量细菌，不利于散热，还容易引起伤口感染；烫伤后也不可涂抹牙膏。皮肤烫伤要注意创面清洁和干燥，冷水冲洗后应避免再浸水。轻度烫伤一般2～3天后创面即可干燥，此时不必涂药，10天左右时间就可脱痂愈合。

2. 烫伤不同等级的处理方法

Ⅰ度伤：烫伤只损伤皮肤表层，局部轻度红肿、无水泡、疼痛明显，应立即脱去衣袜，将创面放入冷水中浸洗半小时，再用芝麻油、菜油涂擦创面。

Ⅱ度伤：烫伤是真皮损伤，局部红肿疼痛，有大小不等的水泡，大水泡可用消毒针刺破水泡边缘放水，涂上烫伤膏后包扎，松紧要适度。

Ⅲ度伤：烫伤是皮下，脂肪、肌肉、骨骼都有损伤，呈灰或红褐色，此时应用干净布包住创面及时送往医院。切不可在创面上涂紫药水或膏类药物，以影响病情观察与处理。严重烫伤患者，在转送途中可能出现休克或呼吸、心跳停止现象，应立即进行人工呼吸或胸外心脏按压。伤员烦渴时，服用少量的热茶水或淡盐水，绝不可以在短时间内饮服大量的开水，以免伤员出现脑水肿。

二、异物入体

1. 鼻腔异物

鼻腔异物大多由幼儿自己放入，有花生米、豆类、小物件等。发现幼儿将异物塞入一侧鼻孔，可用手按压没有异物的另一侧鼻孔，让孩子做擤鼻涕的动作，用棉花或纸捻刺激鼻腔，使其打喷嚏，将异物喷出，若无法取出应立即送往医院。注意：用手挖或用镊子钳，都是不正确的方法，会将异物捅向鼻子深处。

2. 眼部异物

眼内异物大多由灰尘落入眼中所致。处理眼内异物可先滴眼药水，翻开眼睑用凉开水冲洗，或用棉签蘸生理盐水将异物拭去，无法取出应立即送往医院。注意：用手揉擦眼睛是不正确的方法，会使角膜擦伤引起感染。

3. 耳部异物

外耳道异物大多由幼儿自己放入，也可能由同伴放入。如是金属类异物，头侧向一侧，摇动头部；如是豆类，可滴入少量植物油，侧头单脚跳跃；如是昆虫类，在暗处用光照。注意：使用镊子钳或滴水的方法都是不可取的。

4. 气管异物

幼儿常将小物件放入口中，或在进食的时候谈笑哭闹而做深呼吸动作，由于喉部的保护性反射能力较差，将这些物品吸入气管，形成气管异物。气管异物是较常见的儿童意外急症，也是引起5岁以下幼儿死亡的常见原因之一。

应急措施有：

倒拎拍背法：适合用于小年龄幼儿，对于婴幼儿，家长可立即倒提其两腿，头向下垂，同时轻拍其背部。这样可以通过异物的自身重力和呛咳时胸腔内气体的冲力，迫使异物向外咳出。

趴卧拍背法：适合用于大龄幼儿，可让其趴卧在成人腿上，胸部紧贴急救者的膝部，头部朝下，拍其背部。

站位急救法：成人站在患儿身后，双臂围绕幼儿腰部，一手握拳，拳头的拇指顶在患儿的上腹部（脐稍上方），另一手握住握拳的手向上、后方有节奏地使劲向上向内推压，以促使横膈抬起，压迫肺底让肺内产生一股强大的气流，使之从气管内向外冲出，逼使异物随气流直达口腔，将其排除。

注意：若上述方法无效或情况紧急，应立即将患儿送往医院，医生会根据病情施行气管镜钳取术或做气管切开术。

三、一氧化碳中毒

当一氧化碳吸入人体后，与血液内的血红蛋白结合成碳氧血红蛋白，并且不易解离，导致人体缺氧而发生中毒。一氧化碳中毒的程度与患者在中毒环境中所处时间长短及空气中一氧化碳浓度的高低有密切关系，所以，当发现一氧化碳中毒时，应当争分夺秒地进行抢救。不同程度的一氧化碳中毒的表现如下：

1. 轻度中毒

血液碳氧血红蛋白在10%～20%。患儿有胸闷、头痛、头晕、耳鸣、眼花、恶心、呕吐、全身不适、四肢无力或昏倒现象，此时及时开窗吸入新鲜空气将会好转。

2. 中度中毒

血液碳氧血红蛋白在30%～40%，有剧烈头痛、嗜睡、心中压迫、烦闷，呈现轻度昏迷，呼吸及脉搏增速，瞳孔对光反射正常或迟钝，皮肤和黏膜呈樱桃红色，尤以两面颊部、前胸和大腿内侧较为明显。若及时救治，吸入新鲜空气或加压吸氧气后，半小时至数小时内可脱离危险状态，数日内恢复。一般无后遗症。

3. 重度中毒

血液碳氧血红蛋白在40%～50%。中枢神经系统呈弥漫性受累表现，昏迷深，可持续数小时，甚至数日，出现痉挛性麻痹，瘫痪多见于右侧肢体，并有脑水肿、肺水肿、心肌损害、心律失常等，个别特别严重患儿可立即死亡。重度一氧化碳中毒患儿清醒后，可出现各种神经精神症状。例如，精神异常，有幻听、幻觉、幻视、迫害妄想、抑郁或烦躁等，少数患儿可发展为痴呆。急救步骤如下：首先要打开门窗将患儿从房中搬出，搬到空气新鲜、流通而温暖的地方，同时关闭煤气灶开关。检查患儿的呼吸道是否畅通，发现鼻、口中有呕吐物、分泌物应立即清除，使患儿自主呼吸。对于呼吸浅表者或呼吸停止者，要立即进行人工呼吸，给患儿盖上大衣或毛毯、棉被，防止受寒发生感冒、肺炎。用手掌按摩患儿躯体，在脚和下肢放置热水袋，促进吸入毒物的消除。对于中毒程度重的患儿，经过上述处理后，应尽快送往医院，并注意在运送患儿途中不可中断抢救措施。

四、扭伤与脱臼

有资料显示，10岁以下儿童因摔倒而受伤是其他年龄段人群的2倍以上。关节韧带扭伤、关节脱位（脱臼）以及骨折，是较为常见的三种运动损伤。这些损伤引起的症状有相同之处，如疼痛、肿胀、肢体功能障碍等，但由于损伤种类和严重程度不同，采取的应急对策也不尽相同，有的甚至大相径庭，处理不当可能会造成严重后果。因此，能否正确处理不同的损伤就显得至关重要了。

1. 扭伤

一般发生在身体摔下倒地时，肢体扭转着地，使关节周围连接不同骨骼的韧带受到抻拉、挤压而造成损伤，患处疼痛，运动时疼痛加剧，出现肿胀或青紫色瘀血。最常见于脚踝、膝关节以及手腕。处理方法是休息及冷敷。受伤关节应避免活动，可用护踝、护膝、护腕等加以保护。受伤后应先用冰块或凉水进行“冷处理”，使血管收缩，减少皮下出血和渗出，减轻肿胀；同时也可用绷带包扎压迫扭伤部位，不仅有助于保护和固定受伤关节，也可帮助减轻肿胀。待受伤情况较稳定后（肿胀不再进一步发展后）再进行热敷或外用活血化瘀药物。抬高患肢可促进血液回流，有利于肿胀的消失。

2. 脱臼

身体的关节脱位使关节面失去正常对合关系形成脱臼。主要包括疼痛、肿胀、变形、关节活动出现明显障碍等症状。活动受伤关节时，常会感觉明显疼痛，肢体长度也发生改变，与未受伤一侧的肢体不等长。关节复位需要专业手法，而且关节脱位还可能伴有关节内骨折，需要拍 X 光片确诊，严重者还要进行手术复位，应尽快到医院治疗。

3. 桡骨小头半脱位

人体骨骼的结构特点以及运动时的力学原理，在几个部位容易发生骨折，如桡骨内下端、肱骨下端、胫骨中上端和股骨颈等。四肢股折后常突然引起明显的成角、旋转等畸形，还会引起比韧带损伤更为剧烈的疼痛。幼儿因桡骨头较小，当肘部处于伸直位时，若用力牵拉手臂可使桡骨头从关节窝中脱出。当有多处骨折或者折断的骨头损伤内肘或大血管时，可能导致孩子失去知觉，甚至休克。处理方法是：对上肢进行固定，然后带孩子去医院就诊。对于肘关节以下的前臂骨折，可将伤肢曲肘摆放，贴靠于胸前，用一块从肘关节至手掌长度的夹板将其托住包扎，悬吊于胸前。

五、溺水

当溺水儿从水中救出后，以最快的速度清除溺水者口鼻中的泥沙杂草及分泌物，保持呼吸道通畅，将其舌头拉出，以免堵塞呼吸道。解开其颈部领口，取俯卧位，腹部垫高或横置于救护者屈曲的膝头上，头下垂并侧向一边。抢救者以手压其背部，迅速进行倒水，也可起到人工呼吸的作用。要持续 2～3 小时，切不可间断。心跳停止者应先进行胸外心脏按压。让溺水儿仰卧，背部垫一块硬板，头低稍后仰，急救者位于溺水儿一侧，面对溺水儿，右手掌平放在其胸骨下端，左手放在右手背上，借急救者身体重量缓缓用力，不能用力太猛，以防骨折，将胸骨压下 4cm 左右，然后松手腕（手不离开胸骨）使胸骨复原，反复有节律地（每分钟 80～100 次）进行，直到心跳恢复为止。呼吸停止者应立即进行人工呼吸，一般以口对口吹气为最佳。急救者位于溺水儿一侧，托起溺水儿下颌，捏住溺水儿鼻孔，深吸一口气后，往溺水儿嘴里缓缓吹气，待其胸廓稍有抬起时，放松其鼻孔，并用一手压其胸部以助呼气。反复并有节律地（每分钟吹 16～20 次）进行，直至恢复呼吸为止。现场初步抢救后，要迅速转送到附近医院，在转送途中即使呼吸、心跳已恢复，也不要间断人工呼吸与心脏按压。溺水儿苏醒后让他喝些姜糖水或浓茶。一般溺水儿会在苏醒后 15 分钟到 4 天内出现严重肺水肿和肺炎，仍须在医院观察。

六、惊厥

惊厥，也叫惊风、抽风，是小儿时期常见的急性病症，惊厥发作的时候，表现为意识突然丧失，而且伴有两眼上翻、凝视或斜视；面部肌肉和四肢强直、痉挛，或者不停地抽动，面部呈青紫色，呼吸弱而不规则，或有窒息。惊厥发作的时间，一次持续几秒钟至几分钟不等，时间较长会引起小儿的脑损害。因此，对幼儿惊厥的病症不可忽视。幼儿发生了惊厥，不要喂水，更不要给孩子吃药。要让患儿安静平卧，头偏向一侧，衣领松开。用布包着竹筷放在上下牙齿间，以防痉挛时咬伤舌头。用指甲掐人中穴止痉。若惊厥的幼儿发高烧，可在患儿的前额上放一块冷湿的毛巾，经常更换冷敷。也可用30%～50%的酒精擦浴腋下、后背、头颈、大腿内侧2～3遍。惊厥不止的，要立即送医院治疗。

七、小外伤

活泼好动的幼儿最容易发生割伤、擦伤、刺伤等事件，只要受伤，即使小伤口也会痛和流血，如果处理不当很可能发生感染。其急救处理如下：先将伤口上的血和污垢洗干净，用清洁的毛巾或纱布盖在伤口上加以压迫，即可止血。伤口涂抹杀菌消毒液，再扎上绷带或胶布。伤口绽开时，把伤口拉合后贴上创伤膏。伤口大或深时，无法止血，可加上绷带绷紧压住伤口送往医院。

八、蚊虫咬伤

幼儿皮肤嫩，经常会被蜜蜂、蚂蚁、蚊虫咬伤。其急救处理如下：虫的毒液一般是酸性的，被虫咬伤后，立即涂抹氨水加以中和。被蜜蜂刺中，毒针仍留在身上，这时拿镊子将针拔起。如果红肿起水疱，应涂抹抗组织胺软膏，剧痛时用冷敷。

思考与练习

SIKAOYULIANXI

1. 幼儿发生意外事故的原因是什么？
2. 当意外事故发生时应采用哪些急救方法？
3. 幼儿呼吸停止时应如何对其实施口对口人工呼吸？
4. 怎样给幼儿测体温？
5. 幼儿服用各类药物的时间应如何掌握？
6. 幼儿烫伤后应如何处理？
7. 一氧化碳中毒不同程度的急救方法有哪些？
8. 如何对惊厥的孩子进行救护？

第六章　传染病及常见疾病的预防和处理

学习目标

1. 熟悉学前儿童常见病和传染病的种类、病因、症状。
2. 了解初步的护理和预防知识。
3. 理解和掌握传染病的特征、发生和流行的环节及预防措施。

第一节　传染病概述

传染病对于大家来说并不陌生。如 2003 年的“非典”，2005 年的高致病性禽流感，还有 2009 年的“甲型 H1N1 流感”“手足口病”等。目前，传染病仍然是危害人类健康的重要原因之一，同时，也是导致幼儿死亡的一个重要原因。根据世界卫生组织的报告，每年至少有 1700 万人死于传染病，其中有 900 万是儿童。幼儿园作为幼儿生活、学习聚集的地方，也是传染病易感人群集中的场所，容易造成传染病的流行，因而，在幼儿园做好各类传染病的预防和控制工作尤为重要。

一、传染病的基本特征

在讲解传染病的基本特征之前，我们先简要地了解一下传染病的概念。

（一）传染病的概念

提到传染病的概念，我们就必须要知道什么是病原体。为什么这么讲呢？因为传染病都是由病原体所引起的。

1. 病原体

病原体（Pathogen），简单地讲，就是指在人体的外环境中，一些能侵袭人体的微生物和寄生虫，传染病的病原体包括微生物（病毒、细菌、真菌、衣原体、支原体、立克次体和螺旋体等）和寄生虫（主要包括原虫、蠕虫）两大类（见图 6-1）。

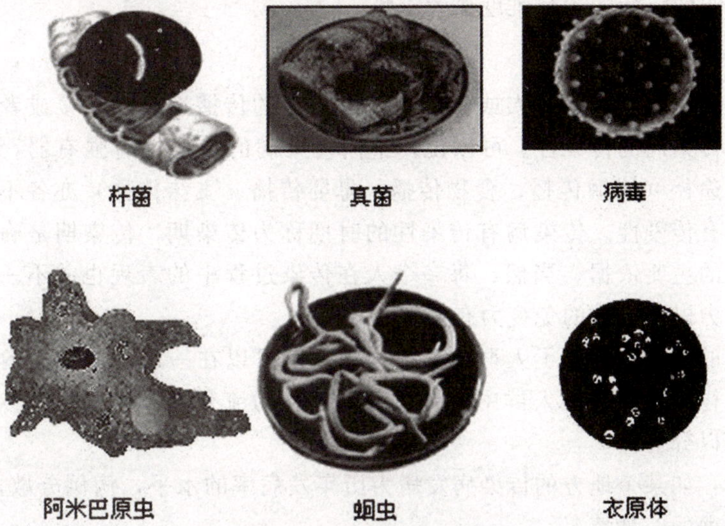

图 6-1　几种常见病原体

病原体属于寄生性生物，所寄生的自然宿主一般为动物、植物和人。目前我们已经发现的能感染人类的微生物有 400 多种，它们广泛存在于人的鼻腔、口腔、咽腔、消化道、泌尿道以及皮肤之中。

2. 传染病

顾名思义，传染病（Infectious Diseases）就是所有能够传染的疾病。准确地说，也就是指生物性的病原体进入人体，破坏机体的平衡，能在人与人之间、人与动物之间或者动物与动物之间传播的一种疾病。传染病是由病原体所引起的，传染病的传染性强弱与病原体的种类、数量、毒力等密切相关。传染病最显著的特征就是传染病的病原体是有生命的活体，能繁殖后代。这些病原体，一方面可以在病人体内繁殖活动，一方面可以由病人传染给健康人，这样就引起传染。因而，凡是能够由病人、带菌者或者动物传染给健康人的疾病，都称作传染病。

（二）传染病的基本特征

由于传染病的致病因素是有生命的病原体，它在人体内所引起的疾病与其他致病因素所引起的疾病有着本质性的区别。因此，了解这些特征，可以作为鉴别和防治传染病的先决条件。

1. 具有特异性

刚才我们说过，传染病的病原体包括微生物和寄生虫两大类。病原体是一种致病的微生物，在人体内经过一定时期生长繁殖，可分泌毒素，进而使人生病。每一种传染病都有其特殊的病原体。一种病原体只能引起一种传染病。例如，麻疹的病原体是麻疹病毒，水痘的病原体是水痘病毒，结核病的病原体是结核杆菌，猩红热的病原体是溶血性链球菌。但是，大多数传染病的病原体都是病毒。病毒比细菌小，寄生在活的细胞内，对抗生素不敏感。因此，对于由病毒所引起的传染病的治疗难度要比其他致病因素所引起的疾病的治疗难度更大一些。

2. 具有传染性和流行性

传染病的病原体可以通过人或者动物经由一定的传播途径，直接或者间接地传染给他人，称为传染病的传染性。可以说，不同传染病的传染性有强有弱，传染期有长有短，传播的途径（接触传播、食物传播、母婴传播、飞沫传播）亦各不相同，但所有传染病都具有传染性。传染病有传染性的时期称为传染期，传染期是确定对传染病患者进行隔离的主要依据。当然，每一个人在传染过程中的表现也并不一致，这和病原体的致病能力以及人体的免疫力有关。

当病原体的传染力超过了人群的免疫力时，就可以在一定的时间之内和一定的范围之内引起流行。传染病在人群中的传播蔓延，称为流行性。流行性按传染病过程的强度和广度可以分为：

（1）散发：如某个地方的传染病发病为历年发病率的水平，病例分散，称为散发。散发是比较轻微的一种情况。

（2）流行：是指某一地区或某一单位，在某一时期内，某种传染病的发病率，超过了历年同期的发病水平。

（3）大流行：如某种传染病在一个短时期内迅速传播、蔓延，超过了一般的流行强度，尤其是其流行范围超出国界或洲界称为大流行。当年的“非典”就属于大流行。

（4）暴发：则强调的是突然性，它指的是在某一局部地区或单位里，在短期内突然出现众多的患有同一种传染病的病人，当然，这些人一般多为相同的传染源或传播途径。

3. 具有地方性和季节性

某些传染病由于地理条件及人群生活习惯等原因，只能在一定地区内发生，称为地方性传染病，如长江流域的血吸虫病。血吸虫病是一种人和动物都能受传染的寄生虫病。近年来，血吸虫病在我国长江流域的湖南、湖北、江西、江苏、安徽等省份呈明显的上升趋势，而作为我国血吸虫病最严重的湖南，目前有血吸虫病人 21 万多人，血吸虫病之所以主要发生在长江流域，可以说与长江流域的水源污染有很大的关系。

另外，某些传染病的传播受气候条件或媒介昆虫的生活习性的影响，因而表现出不同的季节性，在某些季节发病率明显升高，称为季节性传染病。如呼吸道传染病（流感、麻疹、风疹）多发生在冬春季节，消化道传染病（如病毒性肝炎、伤寒、副伤寒、霍乱）主要发生在夏秋季节，而流行性乙型脑炎则主要发生在蚊子活跃的夏秋季。

4. 具有不同程度的免疫性

免疫性也就是指人体在患过某种传染病后，能产生在一定时期内不再感染这种传染病的能力。传染病都是有一定的免疫性的，不过，不同的传染病的免疫程度是不同的。如感染麻疹，一旦麻疹治愈，可获得终身免疫；免疫性持久的还有百日咳（病愈后可获终身免疫）、流行性腮腺炎（在多数情况之下一周内就可痊愈，而且可获得终身免疫）；而免疫性较短者如细菌性痢疾（患痢疾后产生的免疫力持续时间不长，一般大致为几个月。所以，采用预防接种的办法没有多大价值）、流感等。感染流感，免疫的时间也很短，可多次感染。有些寄生虫病如绦虫病、血吸虫病等，由于病原体结构比较复杂，病后所获得的免疫力较弱，不足以清除病原体和抵抗同种病原体的再次侵袭，疾病仍在进行中，同一种病原体可多次重复感染。因此，传染病的免疫性差异是非常大的。当然，尽管传染病的免疫时间长短有一定的差异性，但是所有的传染病都具有免疫性。

5. 病程的发展有一定的规律性

每一种传染病从发生、发展然后到恢复，大致要经历以下几个时期。

(1) 潜伏期（Incubation Period）

自病原体侵入人体，到出现症状的这段时间叫潜伏期。因为病原体的种类、数量、毒力、人体免疫力的不同，所以传染病的潜伏期长短也是不一样的，而大多数传染病的潜伏期一般是几天。如非典型肺炎的潜伏期有多种说法，一般认为是2～12天，通常在多数人是4～5天；有的传染病的潜伏期为数月，如狂犬病；有的长达数年、数十年，如麻风病。

多数传染病的潜伏期比较恒定，这就为确定某种传染病的检疫期提供了依据。一般参考某种传染病的最长潜伏期，决定该传染病的检疫期限。如某幼儿园中班发现一名儿童患细菌性痢疾，自该儿童离园之日起，该班其他儿童需要检疫7天（最长潜伏期），过了检疫期限未发现新病人，该班就可解除检疫。

(2) 前驱期（Prodromal Period）

前驱期是潜伏期末至发病期前，出现某些临床表现的一个短暂的时间，一般为1～2天，为起病缓慢的传染病所共有的一般性症状，如出现头痛、发烧、乏力、皮疹等方面的症状，在前驱期传染病已经具有传染性。不过大多数传染病，一般是看不到前驱期，如起病急速的可不出现前驱期。

(3) 发病期（症状明显期）（Manifestation Period）

在此时期，传染病逐渐地表现出某种传染病所特有的症状。例如，不同传染病在发烧持续的时间、皮疹类型及出疹时间等方面有不同的表现，不同的传染病，有不同的特异性和规律性。在发病期，就可以对传染病病人进行确诊。

(4) 恢复期（Recovery Period）

在恢复期，传染病的主要症状逐渐消失，病原体完全或基本消灭，人体的免疫力提高，病变修复，临床症状陆续消失，生理功能和组织损伤逐渐恢复，患者的精神、食欲、体温也逐渐恢复正常。但是值得注意的是，在恢复期如不能很好地护理，有的传染病会出现病情突然恶化，或者也可能会出现并发症。如在伤寒恢复期，可并发肠穿孔或肠出血；在猩红热恢复期，可并发急性肾炎。因此，在恢复期仍然需要父母亲和幼儿园老师加强护理，直至幼儿完全康复。

（三）传染病的分类

1. 根据传播途径分类

(1) 呼吸道传染病

呼吸道传染病是指病原体从人的鼻腔、咽喉、气管和支气管等呼吸道感染进而侵入人体而引起的传染性疾病。常见的呼吸道传染病有流行性感冒、麻疹（见图 6-2）、风疹、水痘（见图 6-3）、白喉、百日咳、肺结核、猩红热、流行性腮腺炎和流行性乙型脑炎等，还有 2003 年发生的“非典”、2005 年发生的高致病性禽流感。

呼吸道传染病的传播途径主要是经飞沫传播，这些病原微生物大多寄生在病人的鼻咽部，当病人说话、打喷嚏时，病原体就会随着病人的唾沫星子飘浮到空气之中，健康人吸入了空气中的病菌、病毒，就可能得病。不同的呼吸道传染病有不同的临床表现，但是大多数呼吸道传染病一般都起病比较急，有不同程度的发热症状。

为什么人容易得呼吸道传染病呢？主要原因在于呼吸道与外界相通，受各种病原体侵袭的机会较多，由此也就引起了呼吸道传染病的发生。呼吸道传染病有明显的季节差异，冬季和春季是呼吸道传染病的高发季节，天气骤变的情况下也易发病。

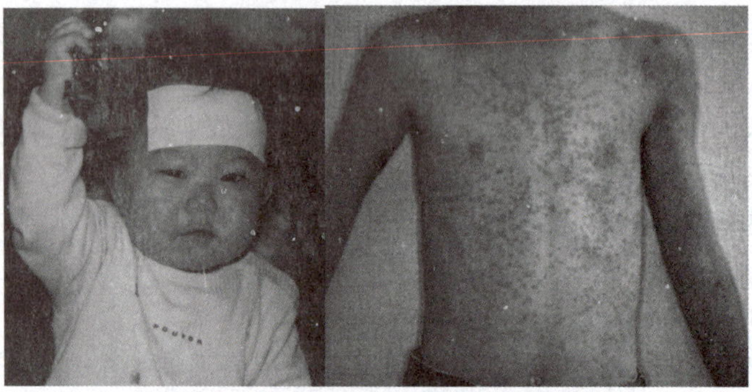

图 6-2 麻疹

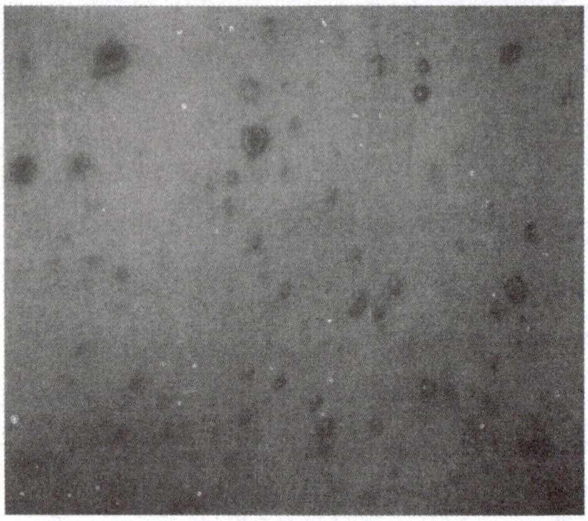

图 6-3 水痘

（2）消化道传染病

消化道传染病是指病原体侵入人的消化道黏膜所引起的传染病，主要包括病毒性肝炎、伤寒、副伤寒、霍乱、副霍乱、脊髓灰质炎（小儿麻痹症）、细菌性和阿米巴性痢疾以及各种肠道寄生虫病（如蛔虫病、蛲虫病、绦虫病、姜片虫病）等。

消化道传染病主要是通过病人的排泄物（如呕吐物、粪便等）进行传播的，是属于病从口入的疾病，病原体随病人的排泄物排出体外，通过饮水和食物进行传播，当然也可以通过苍蝇、蟑螂叮咬而污染食物、玩具、餐具而引起传播，如果健康人吃了被污染的食物或者是喝了被污染的水，或使用了被污染的食具，以及手沾染了病原体，都可能患上消化道传染病。

消化道传染病也有明显的季节差异，主要发生在夏季和秋季，主要原因在于夏季和秋季天气比较炎热，食物容易腐烂变质，而且夏秋季节也是各种寄生虫繁殖旺盛的季节。

(3) 血液传染病（虫媒传染病）

血液传染病是指以节肢动物为媒介所引起的传染病，主要是由蚊子、虱子、跳蚤等这样一些昆虫进行传播的，因而又叫虫媒传染病。血液传染病主要包括由蚊虫传播的流行性乙型脑炎、疟疾、登革热、丝虫病；跳蚤传播的鼠疫、地方性斑疹伤寒；虱子传播的流行性出血热、恙虫病，还有白蛉传播的黑热病。其中以疟疾、流行性乙型脑炎、丝虫病、出血热最为常见。

血液传染病主要是通过吸血的节肢动物进行传播的，也就是吸血的昆虫在吸血过程中将病原体直接注入人体，进而使人患病。因为昆虫的地理分布与生活习性不太一样，所以多数血液传染病的发生也是具有一定的地区性和季节性差异的。

(4) 体表传染病（接触传染病）

体表传染病是由寄生于皮肤及体表黏膜的病原体而引起的一种传染病。因为其主要是通过接触而传播，又称为接触传染病，包括钩端螺旋体病、布鲁氏菌病、狂犬病、炭疽病、破伤风、急性出血性结膜炎（见图 6-4）、衣原性结膜炎（沙眼）、癣、疥疮和血吸虫病等。体表传染病的主要传播形式是接触传播，接触传播有直接接触传播（如性病、狂犬病）和间接接触传播（是指健康人与含有病原体的水、土壤接触而传染的传染性疾病，如破伤风、吸虫病）两种。可以说，感染体表传染病的概率主要取决于人们接触机会的多少，当然也与地理环境、职业状况、社会风尚和外伤等因素有关，没有明显的季节差异。

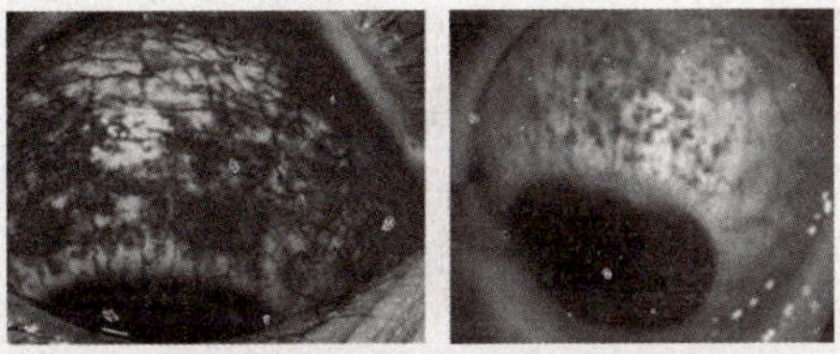

图 6-4　急性出血性结膜炎

2. 法定传染病分类

法定传染病都是纳入国家法制管理的疾病。1989 年 2 月 21 日，我国首次颁布了《传染病防治法》。但是在 2003 年“非典”流行期间，我国《传染病防治法》暴露出了许多问题。为此，在 2004 年 8 月 28 日第十届全国人民代表大会常务委员会第十一次会议对旧的传染病防治法进行了再次修订，根据新修订之后的《中华人民共和国传染病防治法》，我国的法定传染病有 37 种，近年来卫生部又将甲型 H1N1 流感、手足口病 2 种传染病增加到了法定传染病之中，因此目前我国的法定传染病总共有 39 种。根据传染病的传播速度以及对人类的危害程度，法定传染病又可以分为甲类、乙类和丙类三类。

（1）甲类传染病（强制管理传染病）

2 种，鼠疫、霍乱。甲类传染病也称为强制管理传染病。此类传染病发生后报告疫情的时限，对病人、病原携带者的隔离、治疗方式以及对疫点、疫区的处理等，均强制执行。

（2）乙类传染病（严格管理传染病）

26 种，包括传染性非典型肺炎、艾滋病、病毒性肝炎、脊髓灰质炎、人感染高致病性禽流感、麻疹、流行性出血热、狂犬病、流行性乙型脑炎、登革热、炭疽、细菌性和阿米巴性痢疾、肺结核、伤寒和副伤寒、流行性脑脊髓膜炎、百日咳、白喉、新生儿破伤风、猩红热、布鲁氏菌病、淋病、梅毒、钩端螺旋体病、血吸虫病、疟疾、甲型 H1N1 流感（2009 年 4 月 30 日卫生部决定将甲型 H1N1 流感纳入《传染病防治法》）。也称为严格管理传染病，因此，在传染病发生后，必须要按照卫生部的要求严格进行管理。

（3）丙类传染病（监测管理传染病）

11 种，包括流行性感冒、流行性腮腺炎、风疹、急性出血性结膜炎、麻风病、流行性和地方性斑疹伤寒、黑热病、包虫病、丝虫病，除霍乱、细菌性和阿米巴性痢疾、伤寒和副伤寒以外的感染性腹泻病以及手足口病（2008 年 5 月 2 日，卫生部已将手足口病列入《传染病防治法》规定的丙类传染病进行管理）。丙类传染病也称为监测管理传染病，对丙类传染病要按国务院卫生行政部门规定的监测管理方法进行管理。

上述规定以外的其他传染病，根据其暴发、流行情况和危害程度，需要列入乙类、丙类传染病的，由国务院卫生行政部门决定并予以公布。

二、传染病的流行过程

传染病的流行过程是指传染病在人群中发生、发展及转归的过程。流行过程的发生需要三个基本环节，即传染源、传播途径和易感者（易感人群）。流行过程常受社会因素和自然因素的影响。传染源、传播途径和易感者（易感人群）三个条件不是孤立的，而是互相联系和相互影响的，缺一不可。

1. 传染源

传染源是指体内有病原体生存、繁殖并能将病原体排出体外的人或动物。传染源是传染病发生和流行的根源。它包括以下几种：

（1）传染病患者（病人）：是指感染了病原体，并表现出一定的症状和体征的人。就大多数传染病来说，病人是主要的传染源。病人排出病原体的整个时期叫传染期，根据某种传染病的传染期，可决定病人的隔离期限。

病原体进入人体后，经过一定时间的繁殖，达到一定数量时，就使人生病，最初病人无明显症状，此时叫潜伏期，潜伏期的病人可能传染疾病。因为没有明显症状，故传染病更难以鉴别。因而，预防为主则显得尤为重要。

（2）病原携带者：是指无症状但能排出病原体的人或动物。病原携带者可以分为病后病原携带者（亦称恢复期病原携带者）和健康病原携带者两类。病后病原携带者指的是患病后，症状虽已消失，但仍能排出病原体的病人；而健康病原携带者指的是病原体虽已侵入人体，但不出现任何症状，却能排出病原体的健康人。

有些传染病的主要传染源是病原携带者，如猩红热、流行性脑脊髓膜炎、脊髓灰质炎、伤寒、痢疾。

（3）受感染的动物：有些传染病是人畜共患病，患病的动物可排出病原体传染给人类，如狂犬病、鼠疫、布鲁氏菌病等。有些传染病，动物感染后不发病，但可传染给人类，如猪作为流行性乙型脑炎的传染源。作为传染源的动物以啮齿类动物为主，家禽、家畜次之。

2. 传播途径

病原体从传染源体内排出后，经过一定的方式，又侵入他人体内，所经过的路线被称为传播途径。主要的传染途径有以下八种。

（1）空气传播：空气传播是呼吸道传染病的主要传播方式。它包括飞沫和尘埃传播，如病人讲话、呼吸、咳嗽，喷出大量大小不同的黏液和唾液的飞沫，飘移在空中，造成健康人感染。此外，病人吐的痰晒干后可以混入尘埃中，当人行走或打扫清洁时，可以将扬入空气中的病原体吸入呼吸道致病。所有呼吸道传染病如白喉、麻疹、流行性感冒等病都是通过空气传播的。还有非典型肺炎主要通过近距离空气飞沫和密切接触传播，是一种呼吸道急性传染病。因此，幼儿园实行洒水清扫，防止灰尘飞扬，加强通风换气，采用紫外线照射或乳酸蒸汽消毒，可有效地切断此传播途径。

（2）饮食传播：病原体污染了食物、饮水，经口进入健康人体内，称为饮食传播。饮食传播是消化道传染病的主要传播方式。食物在制作过程、储藏、运输和销售过程中被病原体污染，造成“病从口入”，经由消化道进入健康的人体而使其受到感染。菌痢、甲型肝炎、伤寒等，主要以这种方式传播。

（3）虫媒传播：被蚊、蚤、虱、白蛉等叮咬、吸血等而感染的疾病，称为虫媒传播。如蚊子传播流行性乙型脑炎，白蛉传播白蛉热、黑热病等。

（4）接触传播：有直接接触传染和间接接触传染。前者不经过外界途径，由传染源直接到达易感者身上，使之得病，如狂犬病、性病等。后者则是接触了被病人污染的食物、水、玩具、餐具等引起的疾病，如乙肝等。另外，人类感染禽流感病毒的途径主要是接触感染。

（5）水源传播：病原体污染水源并能在水中存活一段时间，使饮用此水的人感染疾病。不少肠道传染病，如伤寒、细菌性痢疾、甲型病毒性肝炎等都可因此引起。有些传染病，如血吸虫病，是因接触被病原体污染的水（如戏水、游泳等），病原体经皮肤侵入人体的。保护水源，饮用开水，可减少水源传播。

（6）医源性传播：是由医务人员在检查、治疗和预防疾病时或实验室操作过程中造成的传播。如输血员带有乙型肝炎表面抗原时，输血可传播乙型传染性肝炎。

（7）土壤传播：寄生虫卵和细菌等随人的粪便进入土壤，可因土壤沾在人们手上，病原体经口进入人体；也可因土壤污染伤口致病（如破伤风）；或在土壤中的寄生虫幼虫，自人的皮肤钻入人体致病（如钩虫病）。土壤传播与人们接触土壤的机会及个人卫生习惯有关。

(8) 母婴传播：母亲和婴儿接触密切，一方可将疾病传染给另一方。包括胎盘传播、分娩损伤传播、哺乳传播和产后接触传播四类。

病原体必须经过一定的传染途径，侵入人体后才能构成传染，而每一种病原体都有一个或多个侵入门户，否则不发病。如痢疾杆菌，只有入侵消化道才会致病。病原体入侵的部位有呼吸道、消化道、皮肤黏膜。

有些传染病是多种途径传播的，如艾滋病有性接触、血液传播和母婴传播三种途径；鼠疫是蚤类传播的，但肺鼠疫是经呼吸道传播的；炭疽是接触传播的，但肺炭疽是经呼吸道传播的。

3. 易感者（易感人群）

易感者是指对某种传染病缺乏免疫力，或免疫力较弱，病原体侵入后可能发病的人。

易感人群是指人群对某种传染病缺乏免疫，易受感染。人群的感染性取决于人群中每个人的免疫状态。这种易感性升高的主要原因是外来人口的增加，免疫人口免疫力的降低，病原体的变异或病原体种型组成的变动，以及新生儿的增加等。这种易感人群的多少，对传染病的发生和传播，往往有很大的影响。

病原体入侵人体后，如果人体没有免疫力，则病原体就能繁殖使人致病，所以，易感者的存在是传染病流行不可缺少的环节。社会条件和自然条件都可影响人的体质，如居住条件、营养、工作条件都影响人对疾病的抵抗力；气温、温湿度、气候也一样。所以，提高社会环境和自然环境的质量有利于提高人群的健康水平，减少易感者。

艾滋病的传染源是携带 HIV 病毒的人或动物，传播途径是性接触、血液传播和母婴传播，易感人群是未感染 HIV 病毒的人或动物。禽流感的传染源是感染了甲型流行病毒的鸡、鸭等家禽或人，传播途径是通过与有病禽直接接触和病毒污染物间接接触进行传播，易感人群是没有感染甲型流感病毒的家禽或人。“非典”的传染源是患“非典”的人，传播途径是通过空气、飞沫传播，易感人群是没有感染 SARS 病毒的人。传染病能够在人群中流行，必须同时具备传染源、传播途径和易感人群三个基本环节，缺少其中任何一个环节，传染病就流行不起来。

总之，传染源、传染途径和易感者是传染病流行的三个环节，缺少任何一个环节都不可能发生传染病的流行。因而，要预防传染病的流行，也必须从这三方面入手去控制。

三、幼儿园传染病的预防

（一）控制传染源

很多传染病，在患者开始发病之前，已经具有了传染性，某些传染病则在发病初期传染性最强。因此，愈早发现和管理传染源，则愈能防止传染病的流行。幼儿园不论在平时或疾病流行期间，都必须加强检查工作。

(1) 入园的体检。这是一项常规工作，对儿童入园前的检查必须严格执行，以便早期发现疾病。

(2) 加强晨、午、晚检查和全日观察。这种检查应形成制度，不流于形式，如发现幼儿有疾病，应及时隔离并进一步观察。因此，对传染病人要尽可能做到早发现、早诊断、早报告、早治疗、早隔离，防止传染病蔓延。患传染病的动物也是传染源，也要及时地处理。这是预防传染病的一项重要措施。

晨间检查：检查可以在日托儿童每天入园时，整托儿童早晨起床后进行。检查可根据传染病好发季节而有所侧重。晨间检查的方法可概括为：一摸、二问、三看、四查。认真做好一摸，是否有发烧；二问，饮食、睡眠、大小便情况；三看，看咽部、皮肤和精神；四查，有无携带不安全物品；发现问题及时处理。对怀疑有传染病的儿童，暂不得入班，需经医生进一步检查，再确定是否入班。

全日观察：保教人员结合日常护理，随时注意儿童有无异常表现。全日观察的重点是精神、食欲、大小便、体温及睡眠情况。

儿童活泼好动，若表现出不爱活动、乏力、呆滞等现象，往往是有病。平时食欲旺盛，突然食欲不振、恶心、呕吐，为疾病的表现。平时入睡快、睡得安稳，现变得入睡困难或睡眠不安；大便次数增多、小便颜色加深，发烧等，均应进一步检查，以便早发现、早治疗疾病。

(3) 病后检查。幼儿园对病儿和工作人员病后返园必须做检查。如患急性传染病，必须在病愈后隔离期满，并经过医生证明无传染性，方可返园。

(4) 做好检疫隔离工作。许多传染病，在患病早期传染性最强，早隔离病儿是控制传染病流行的重要环节。可疑传染病，也应先隔离。对接触过传染病的幼儿，应做好隔离检疫工作，直至传染病最长潜伏期终了未出现症状可解除。有条件的托幼机构可设立隔离室，防止传染病蔓延，并使患儿得到个别照顾。

(5) 及时报告疫情。幼儿园发现急性传染病或疑似传染病时，教养员、医务人员应及时报告园领导，园领导应及时报告当地防疫机关，以便采取紧急控制疾病蔓延的措施。

（二）切断传播途径

(1) 培养幼儿良好的卫生习惯。这是切断传播途径的重要方法之一，也是幼儿园教育的内容之一。教师应注意在日常生活中培养儿童个人卫生、饮食卫生、遵守作息制度、自觉锻炼身体等卫生习惯，同时应有计划地向幼儿传播卫生知识。

(2) 幼儿园应制定和执行清洁卫生制度，定期进行大扫除，除四害（苍蝇、老鼠、蚊子、蟑螂），对水源、食物也应进行卫生消毒。

(3) 做好经常性的卫生消毒工作。如厕所、用具、门窗、把手、玩具、餐具等的消毒。

（三）提高幼儿对疾病的抵抗力和免疫力

增强幼儿的抵抗力，一方面应严格执行生活制度，使幼儿生活有规律，保证幼儿膳食的质量，让幼儿多在户外活动，并要加强三浴锻炼。另一方面，还要做好预防接种工作，对易感幼儿要加强预防工作，在疾病流行前及时给幼儿打预防针。

预防接种就是用人工的方法，使人体提高对某种传染病的免疫力，是为了控制和最后达到消灭传染病，保护广大儿童身体健康的措施之一。

免疫力是人体自发的或者被动的对某种疾病的抵御能力。免疫力获得的原理是：任何外界侵入人体的新异物体，都能刺激人体组织产生抵抗这种物体的物质。侵入的物体称为抗原，抵抗它的物体叫作抗体。抗体是由抗原刺激而产生的。抗体可以将抗原杀死、包围、溶解或吞噬。各种传染病的病原体均属于抗原，而对传染病的抵抗力量则属于抗体。抗体具有专一性，某种抗体只能对某种传染病起作用，根据抗体产生的特殊性，我们可以在疾病发生以前采取措施。这种措施就是打预防针，以增强身体对疾病的抵抗能力。

免疫的种类有两种。一是先天免疫（非特异性免疫）。是指机体对所有病原微生物都有一定程度的抵抗力，没有特殊的选择性，这种抵抗力是人类在进化过程中形成的，是生来就具有的对疾病的抵抗能力，是人类在进化过程中由遗传得来的。二是后天免疫（获得性免疫、特异性免疫）。是在后天环境中机体由于受到外界抗原性异物刺激所产生的免疫性。由于它是个体在生活过程中获得的，所以又称为后天免疫或获得性免疫。

后天免疫包括：

（1）自然自动免疫：病原体侵入人体之后，人体自动产生抗体使身体获得某种疾病的抵抗力。如患过伤寒和麻疹以后可以有较长时间的免疫性。在日常生活中，可以多次少量地感染病原体，虽未明显发病，身体可以产生抗体，这叫作分次免疫。

（2）自然被动免疫：从其他机体获得的抗体，可以增强身体抵抗力，如初生到6个月的婴儿，从母体（胎盘和母乳）中获得的抗体，在初生数月内可不患麻疹等许多传染病。

（3）人工自动免疫：用人工的方法将抗原（也叫疫苗，是经人工处理的无毒的活菌、死菌或细菌代谢产物等）注入人体后，与人体互相作用，产生抗原的抗体而使身体具有特殊的免疫作用，这种方法就是常说的预防接种。

（4）人工被动免疫：取人工自动免疫的大动物（多用马）的血清，或取含有足够抗体的恢复期患者的血或血清注入人体，使其迅速产生免疫力。这种方法多用于预防和治疗，但产生的免疫性不长，如胎盘球蛋白或人血预防麻疹，用丙种球蛋白、破伤风抗血清预防疾病。

世界卫生组织提出了“在1990年使全世界所有儿童都能得到免疫”这一全球战略目标。我国是实行计划免疫的国家，主要是按照国家规定的程序，有计划地对儿童进行预防接种。幼儿园应严格把好这一关，同时做好家长的宣传工作，争取他们的配合。国务院规定，每年4月25日为儿童预防接种宣传日。普及儿童计划免疫是保护儿童健康，造福子孙后代的一项重要工作。

四、幼儿园传染病的管理

（一）及时报告疫情

按照我们国家目前的通常做法，如果发现出现法定传染病的病人，应当报告给上级主管单位以及当地的疾病控制中心。可以说，法定传染病对于报告时限的要求是比较严格的，如果发现甲类传染病和乙类传染病中的传染性非典型肺炎、艾滋病、肺炭疽、脊髓灰质炎的病人、病原携带者和疑似病人，城镇应于 2 小时内、农村应于 6 小时内通过传染病疫情监测信息系统进行报告。对其他乙类传染病病人、疑似病人和伤寒副伤寒、痢疾、梅毒、淋病、乙型肝炎、白喉、疟疾的病原携带者，城镇应于 6 小时内、农村应于 12 小时内通过传染病疫情监测信息系统进行报告。对丙类传染病和其他传染病，应在 24 小时内进行报告。

（二）迅速隔离病人控制传染源

可以说，一般传染病病人是主要传染源，因此，应将病人与健康者迅速隔离。许多传染病都是在早期传染性最强，所以早期隔离病人是控制流行的重要环节。但是在早期要想确诊疾病是有一定困难的，因此有可疑的病儿，即使当时不能确诊，也应该将其隔离，才能起到早期控制传染源的作用。

（三）对接触者进行检疫

要将与传染病患儿接触过的儿童集中在一起，与其他没有接触病人的幼儿隔离，直至该传染病最长潜伏期终了时，再没有发现新的病人为止。不同的传染病潜伏期不同，所以检疫期也不一样。对接触者进行检疫，可便于密切观察早期症状，早期发现病儿，及时切断传染途径，尽量缩小传染的范围。

（四）做好消毒工作

采用多种消毒方法做好消毒工作，这是切断传染途径的一个重要步骤。主要是做好室内通风换气、空气消毒以及桌椅、床、玩具、被褥、厕所的消毒工作。

消毒的目的是消除或杀灭外界环境中的病原体，是切断传染途径的重要措施。常用的消毒方法，有物理和化学消毒法。

1. 物理消毒法

利用物理因子作用于病原微生物，将之杀灭或消除，叫物理消毒法。

（1）机械消毒法：我们将只能从物体上消除或减少病原体，不能起杀灭病原体的作用的物理消毒法，称为机械消毒法。主要采用洗涤法、通风换气法（利用窗户和通气口打开）等方法，排除部分或全部的病原体，但不能有效地杀灭病原体。

（2）日晒法：一般物品在日光的直射下，曝晒6小时可达到消毒的目的。流行性感冒、百日咳、流行性乙型脑炎、麻疹等病原体，在直射阳光下很快就会被杀死。

（3）煮沸法：是简便可靠的方法。被消毒的物品必须全部浸入水中。一般致病菌在煮沸1～2分钟后即可被杀死。甲型或乙型肝炎病毒，煮沸15～30分钟方能消灭病毒。各种耐热的物品、金属器械和食具等均可煮沸消毒。

（4）紫外线灯消毒法：可用来对玩具、室内空气等进行消毒。按操作要求消毒时，凡有人的场所，不要用紫外线照射。虽然目前已有不少化学和物理的消毒方法可供选择，但任何方法均不能取代古老的紫外线消毒。这是由于紫外线用于消毒杀菌有许多优点，即杀菌谱广，对消毒物品无损害，无残留性，使用方便，价格低廉，安全可靠，适用范围广。

（5）焚烧：把带菌的废物，通过火焰杀菌，有些金属工具也可用烧灼的方法消毒。

2. 化学消毒法

（1）酒精：70%～75%酒精，常用于皮肤和医疗器械的消毒。

（2）碘酒：2%～2.5%碘酒可用来消毒皮肤，但不能接触黏膜，更不要与红汞同用，以免产生碘化汞有害身体。

（3）漂白粉：5%～10%溶液消毒排泄物、垃圾、厕所、衣服。0.2%～1%漂白粉澄清液，一般可用于用具、家具、便盆等消毒。

（4）石灰：用10%～20%石灰乳剂消毒肠道传染病病人的粪便。1份粪便加2份石灰乳，消毒4小时，即可达到杀菌的目的。

（5）煤酚皂溶液（来苏儿）：为带有酚臭味的红褐色油状液体，呈强碱性。可用3%～5%浓度的来苏儿消毒用具，1%～2%溶液浸手，2分钟即可消毒。使用过多会产生副作用。

（6）过氧乙酸：0.1%～0.5%的溶液可用于不锈钢、塑料制品、体温表、水果等的消毒。

（7）新洁尔灭：0.5‰的溶液可用于食具消毒。

（8）氯胺（氯亚明）：0.5%溶液可用于消毒用具、家具、便盆等。3%溶液可用于消毒粪便。

第二节 学前儿童常见传染病

一、流行性感冒

1. 病因

流行性感冒简称流感，是由流感病毒引起的急性呼吸道传染病。流感病人是主要传染源，通过咳嗽、喷嚏等排出病毒，经呼吸道感染他人。人对流感普遍易感。此病传染性很大，四季均可流行。其流行特点是突然发病，迅速蔓延，患者人数众多，但流行过程较短，一般多流行于冬春季。

2. 症状

(1) 潜伏期半天到2天左右。起病急，高烧、寒战、头痛、咽痛、乏力，眼球结膜充血。多以畏寒、发热急性起病，伴有头痛，腰部和四肢酸痛，眼球结膜及咽部充血，喷嚏等。

(2) 以胃肠道症状为主者，可有恶心、呕吐、腹痛、腹泻等症状。

(3) 以肺炎症状为主者，发病1～2日后即出现咳嗽、气促等症状。

(4) 部分病儿有明显的精神症状，如嗜睡、惊厥等。

(5) 婴幼儿常并发中耳炎、鼻窦炎等，个别体弱者可引起脑膜炎。此病死亡多因并发性肺炎所致。

3. 预防

流感病毒有甲、乙、丙三种，由于不能确知为何型造成流行，所以预防接种效果不大。

(1) 隔离消毒：此病发病快，患者应立即与健康者隔离，做好空气消毒和食具消毒工作，如用0.2%漂白粉液喷雾或用乳酸按10～20ml/100m^3 进行熏蒸消毒。

(2) 流感流行期间，少带幼儿到公共场所。外出时应戴口罩，注意公共卫生，不随地吐痰。

(3) 注意室内清洁和通风。室内要注意通风换气。当地发生流感时一律不接收新儿童入园。

(4) 平时注重体格锻炼，加强营养。可让儿童多到阳光充足和空气新鲜的户外适当地活动，增强抵抗力。

(5) 注意外界环境的变化。尽量使室内保持相对恒定的温度，空气要流通、阳光要充足。

4. 护理

(1) 高烧时卧床休息。病儿居室要有阳光，空气新鲜。饮食应易消化，有营养、多饮水。

(2) 可选用板蓝根、紫草、桉叶、贯众、鹅不食草、金银花、黄连、连翘等药物。

(3) 患儿高烧应适当降温。婴幼儿多采用物理降温法。

(4) 护理者戴口罩，护理患儿后洗手。

二、水痘

1. 病因

水痘是由病毒引起的呼吸道传染病。病毒存在于病人的鼻咽分泌物及水痘的浆液中，从病人发病日起到皮疹全部干燥结痂，都有传染性。病初，主要经飞沫传染；皮肤疱疹破溃后，可经衣物，用具等间接传染。人群对水痘普遍易感，感染水痘后则很少再有第二次感染。以 6 个月至 3 岁的小儿发病率最高。多发生于冬春季，其他季节可散发。

2. 症状

潜伏期 13～17 天，一般为 14～16 天，起病较急，有低度或中度发热、不适、上呼吸道症状等，数小时或者 1～2 日内出现皮疹。皮疹为红色斑疹，数小时后变为深红色丘疹，再数小时后变为疱疹，部位表浅，大小不等，卵圆形，壁薄易破。疱液起初明似水滴，围绕红晕，逐渐变为混浊，有痒感，1～2 日后干燥结痂，数日后脱痂，脱痂后不留疤痕。皮疹以躯干及四肢近端为多，呈向心性分布。由于皮疹分批出现，故出疹 2～3 天后，在同一部位可见到各阶段的皮疹，在患儿皮肤上可见到三种皮疹：红色小点、水疱、结痂。出疹期间，皮肤刺痒。

3. 预防

（1）水痘患儿应与家庭隔离，病情较重或有并发症者须住院隔离，直至皮疹全部干燥结痂为止。

（2）接触病儿者，应隔离观察 3 周，无病象才能回幼儿园。患儿停留过的房间，开窗通风 3 小时。

4. 护理

（1）发病期间应卧床休息，给予充足的水分和易消化的饮食。室内保持空气清新，吃容易消化的食物，多喝开水。

（2）衣服被褥要清洁，衣服要宽大、柔软，经常更换。勤换内衣和床单。

（3）保持手、皮肤及口腔的清洁。修剪指甲，必要时包裹双手，防止抓破皮疹引起感染。水痘感染，日后会落下疤痕。可用炉甘石洗剂等止痒。

（4）疱疹破裂者，局部可涂 2%龙胆紫，预防皮疹继发性细菌性感染。同时，在疱疹上涂龙胆紫，可使疱疹尽快干燥结痂。

（5）需隔离到全部皮疹结痂为止。没出过水痘的孩子要避免和病儿接触。长期服用肾上腺皮质激素类药物的孩子，要特别注意预防水痘，因一旦被传染上水痘，可使病情恶化。

此病预后良好，一般病儿只需加强护理，减轻症状痛苦并预防继发感染。

三、病毒性肝炎

1. 症状

目前发现至少由五种病毒引起，可分为甲型肝炎、非甲型肝炎、乙型肝炎、丁型肝炎、非甲非乙型肝炎。其病毒主要存在于病人和病毒携带者的粪便和血液中，直接或间接污染了手、饮用水、食物或食具经口感染而患病，或是通过病人和病毒携带者自行传播。

这些肝炎大多是肝的急性炎症起病。通常表现为发烧、寒战、头痛、疲劳、全身乏力、食欲下降、恶心、呕吐、右上腹痛及触痛，出现深色尿、灰白色便和巩膜皮肤发黄，但也有些类型肝炎早期无症状和黄疸。

2. 预防

(1) 管理传染源：严格遵守隔离制度，最久要隔离 30～40 天。对密切接触者，要观察 45 天。如发现患儿，应及时隔离，此病流行期间不办理入托。

建立体检制度，对乙型肝炎表面抗原阳性的托幼工作人员，应暂离工作岗位，直到痊愈为止。

(2) 切断传播途径：主要是加强饮食、饮水和环境卫生管理，如饮水煮沸消毒；根据食品卫生保证食品不受污染；管理好污水和粪便；消灭苍蝇、蟑螂等。

教育儿童饭前便后用流动水和肥皂洗手，不喝生水和不吃不洁食物，实行一人一巾一杯，做到一人一针一筒（针头、针管）。用过的针头和针管要煮沸 30 分钟。

早发现、早隔离患儿。患儿隔离后，所在班级的家具、玩具、被褥、衣服、食具、毛巾、便盆等要进行彻底消毒。

(3) 认真执行晨、午检制度，各班的玩具、图书应严格分开，定期消毒和清洗。

(4) 增强幼儿抵抗力，除加强锻炼、保证营养外，可进行免疫注射。

3. 护理

(1) 早期要卧床休息，恢复期可逐渐增加活动量，以不疲劳为度，同时要给患儿制定每天的作息制度，生活要有规律。

(2) 饮食要尽量清淡，适合患儿口味。饮食宜少吃脂肪，适当增加蛋白质和糖的摄入量，多吃水果、蔬菜。

(3) 护理患儿后，要用肥皂洗净手。

四、麻疹

1. 病因

麻疹是一种由麻疹病毒引起的急性出疹性传染病，具有高度传染性。病人是唯一传染源。带病毒的飞沫通过喷嚏、咳嗽、说话等，直接传入呼吸道，也可污染日用品、玩具、衣服等间接传播。此病多见于半岁以上婴幼儿，以 1～5 岁发病率最高。近年来由于使用麻疹疫苗后，发病年龄有高移的趋势，症状亦不典型。麻疹一年四季都可发生，但以冬春节多见。

2. 症状

潜伏期 8～14 天不等，一般为 10～12 天。

前驱期：开始如感冒，发烧体温在 38℃～39℃。病儿咳嗽、流涕、喷嚏、眼红多泪、畏光。起病 2～3 天后，颊黏膜近磨牙处可见白色小点，周围绕以红晕，即科氏斑，逐渐增多可延及牙龈及唇黏膜，为早期诊断的依据。

出疹期：在起病的第 4～5 天，前驱期症状加重，并出现皮疹，其出疹顺序为：耳后、额部发际—面、颈、上胸—自上而下蔓延全身—四肢—手掌、足底。起初皮疹稀疏分布呈淡红色，逐渐密集融合而呈暗红色，疹间可见正常皮肤。

恢复期：皮疹出齐后，体温渐降，症状随之减轻至消失，病儿精神好转。4～5 天后，皮肤有糠状脱屑，留有棕色斑痕，1～2 周完全消失。

3. 预防

(1) 我国自 1965 年研制成功麻疹疫苗后，麻疹发病率大大降低，有些地区控制了流行。因而要做好预防接种工作。

(2) 将患儿隔离至出疹后 5 天，如有并发症，延长至 10 天。

(3) 接触麻疹病儿者，5 天内可进行被动免疫，如注射父亲或母亲的全血或血清。

(4) 麻疹流行期间，幼儿园应加强晨检，将有上呼吸道感染和发热的易感儿及时隔离，此期间不带幼儿到公共场所。

(5) 对接触者进行检疫，同时对患儿停留过的房间，开窗通风 3 小时。

4. 护理

(1) 室内环境应保持安静、清洁，室温不高不低，以 20℃ 为宜。注意通风，但应避免直接吹风。室内可遮以有色窗帘，以免强光对患儿眼睛的刺激。

(2) 由于病程较长，除发热等中毒症状外，多数病儿还伴有腹泻等胃肠机能紊乱症状，因此，如不注意患儿的饮食及营养，病儿容易出现营养不良，加上机体防御功能降低，更易合并其他并发症。症程中应给予维生素 A、维生素 B、维生素 C、维生素 D 以补充消耗，防止出现维生素缺乏症。发烧与出疹时，要多饮开水，可供给病儿易消化的流质或半流质食物，采取少食多餐的办法。退烧后患儿食欲增加，需及时加强营养，如牛奶、肉米粥、鸡蛋羹等，但不宜食蟹、笋、芋头、鱼等食物。护理麻疹病儿有三忌：一忌盲目忌口，病儿身体已经消耗很大，盲目忌口容易造成营养不良，不但对恢复健康不利，还可能因缺乏维生素而导致夜盲、失明、软骨病等。二忌服大量退烧药，服退烧药，容易多出汗、虚脱或疹子提前回退。三忌接触病人，接触病人容易并发其他疾病。

(3) 注意眼部卫生。出麻疹时，眼部分泌物增多，有时把上下眼皮粘在一起。可以经常用温开水清洗，保持眼部清洁，不要让眼分泌物封住眼睛，尤其是营养不良的小孩，出麻疹增加了体内维生素 A 的消耗，会使角膜软化，若发生感染，就可能导致眼睛失明。同时要注意鼻腔、口腔清洁，及时清除鼻腔分泌物。

(4) 注意发现并发症。患儿疹子出不透，疹色淡白或发紫，这可能是并发症的表现，应及时治疗。当孩子出的疹子“内陷”时应注意有无并发症。若皮疹刚露就色泽发暗、突然消失或疹子出不透，都叫疹子“内陷”，一般是有了并发症，如肺炎、心肌炎等，或因出汗多，体内水分不足，以致血液循环不好所引起。

(5) 护理病儿的人，进入病儿所在居室要戴口罩。未出过麻疹的孩子不要跑到病儿房间里去。护理病儿后，要在院内晒晒太阳，或吹吹风再接触健康孩子。

第三节 学前儿童常见病

一、发烧

健康儿童的体温是 36℃～37℃，如果腋探超过 37.5℃ 就是发烧了。发烧时身体在与病菌做斗争，大多数病菌生存的适宜温度为 37℃ 左右，身体温度的增加可以限制它们的发展。因此，发烧并不是不好的现象，但如果热度太高、时间太长，对病人就有不良影响。幼儿发烧时，先是呼吸和脉搏增加，水分损失，口干、烦躁，睡眠和食欲不佳等，高热时面部红润，舌苔黄厚，甚至神志不清或惊厥。

对发烧的儿童不能只求退烧，必须治疗疾病。一般微烧可以不做特殊处理，可多供水分，注意口腔清洁，吃过东西后漱口，以防食物残渣腐败发酵，损坏牙齿和口腔黏膜。食用流质或半流质食物。高烧的病儿（39℃～40℃ 及以上）可用冰袋放在额角或用冰枕，注意室内通风。如要病儿退热快些，可用 50％酒精或烧酒擦拭全身。

二、惊厥

惊厥（抽筋、抽风）是婴幼儿常见的病象之一。它突然发作，常伴有神志不清，两眼上翻，四肢抽动，甚至头向后，胸部突起，牙关紧闭，呼吸暂停，也有脉搏微弱、面色青紫、大小便失禁的。

1. 病因

(1) 伴有发烧的抽风：夏秋季，乙型脑炎、中毒型菌痢；冬春季，流行性脑脊髓膜炎；任何季节，感冒高烧可致小儿抽风，且最多见。

(2) 不伴有发烧的抽风：

①因缺钙抽风：多为人工喂养的乳儿。春季发病率最高。自入冬后乳儿很少晒太阳，体内缺乏维生素 D。春季开始在户外的活动增加，体内维生素 D 猛增，使大量血中的钙沉积于骨，血钙下降可致抽风，本病称为婴儿手足搐搦症。每日可发作多次，不发作时精神如常。

②癫痫：多为年长儿。抽风前有先兆，抽后嗜睡，反复发作。

2. 处理

(1) 若因高烧抽风，应采取物理降温措施（冷敷，让体热散发，使神志清醒）。病儿清醒后喝些凉开水。可按以往服退烧药的用量，服一次药，送医院治疗。

(2) 抽风时，成人不要惊慌失措，此时病儿需要安静，应将病儿放在床上，让病儿侧卧，松开衣扣、裤带。保护病儿不要从床上摔下，但不要紧搂着、按着病儿。用毛巾或手帕拧成麻花状放在上、下牙之间，以免咬破舌头，并随时擦去痰涕，也可针灸或重压人中穴。

三、贫血

贫血是指单位容积血液中的红细胞数目和血红蛋白浓度都比正常值显著减少，或两者之一有显著减少。造成贫血的原因很多，可分为造血不良、溶血性和失血性三类。儿童时期因缺乏造血物质所致的贫血最为常见。

（一）缺铁性贫血

缺铁性贫血又名营养性小细胞性贫血，是因体内缺铁影响血红蛋白的合成所致，为小儿贫血中最常见的一种。3 岁以下小儿发病率较高。

1. 原因

（1）先天储铁不足：胎儿于出生前 3 个月，自母体获得较多的铁储存在体内，足月正常的新生儿体内储铁量可有 250～300μg（微克），这些储铁及生后红细胞破坏所释放的铁足够 3～4 个月造血之需。早产、双胞胎或母亲患严重贫血症的幼儿都可能先天储铁不足。

（2）铁摄入量不足：人奶和牛奶含铁量均低，不能满足乳儿之需，若不及时添加辅食，则易缺铁。另外儿童偏食，都可引起铁摄入量不足，造成贫血。

（3）生长发育过快：随着体重增长，血容量亦相对增加。生长发育越快，铁的需要量越大，如供给不足，便易发生缺铁。乳儿期，尤其是早产儿最易发生缺铁性贫血。

（4）疾病的影响：如长期腹泻引起铁的吸收障碍。长期、反复患感染性疾病，如肺炎、气管炎、钩虫病等，可因消耗增多而引起贫血。

2. 症状

（1）皮肤、黏膜显得苍白或苍黄。由于红细胞数及血红蛋白含量减低，使皮肤（面、耳轮、手掌等）、黏膜（睑结膜、口腔黏膜）及甲床显得苍白或苍黄。

（2）呼吸、脉搏加快，活动后更为明显。

（3）食欲不振，恶心腹胀，少数有异食癖。由于组织缺氧，胃肠蠕动及消化酶的分泌功能均受到影响，因而出现食欲不振、恶心、腹胀等症状。少数可有异食癖（喜吃泥土、煤渣等）。

（4）精神不振，注意力不集中，易激动。由于脑组织缺氧，可有精神不振、注意力不集中、易激动等表现。

（5）肝脾、淋巴结可有轻度肿大。

3. 预防

（1）提高母乳喂养，3 个月后的婴儿应及时添加辅食，并纠正偏食习惯。

（2）及时治疗各种感染性疾病（如钩虫病等）。

（3）注意补充维生素 C，以提高饮食中铁的吸收率。

（4）不要让幼儿饮用浓茶，因浓茶对铁的吸收不利。

（5）注意孕母的营养，多吃含铁丰富的饮食。

（6）早产儿、双胞胎可补充铁剂。

（二）营养性巨幼红细胞性贫血

此种贫血较为少见。此种贫血与缺乏维生素 $B_{1}2$、叶酸有关。维生素 $B_{1}2$、叶酸均为细胞核发育所必需的物质。若缺乏这些物质，会使红细胞数目减少，并影响红细胞的成熟，导致营养性巨幼红细胞性贫血。

1. 病因

（1）维生素 $B_{1}2$、叶酸摄入量不足。维生素 $B_{1}2$ 在某些动物性食物中含量较多如肉类、肝、肾，但在奶类中含量少。叶酸在新鲜绿叶蔬菜、酵母、肝、肾中含量较多。单纯用母乳喂养的乳儿，未加辅食，易发病。羊奶中叶酸含量低，以羊奶喂养的乳儿，易缺乏叶酸。幼儿偏食，可致摄入量不足。

（2）疾病的影响：胃肠道疾患、急性感染等可影响维生素 $B_{1}2$ 和叶酸的吸收利用。

2. 症状

（1）一般表现：面色苍黄、易疲倦，头发稀疏，肝、脾、淋巴结轻度肿大。

（2）神经精神症状：患儿表现呆滞、嗜睡，对外界反应差，很少哭、笑。智力和动作发育缓慢，或有倒退现象，即原来已会的动作，病后却不会了。多数患儿可有肢体、头部、口唇的无意识颤抖。哭时泪少。无汗。

3. 预防

合理喂养。以羊奶喂养的乳儿，应注意添加富含叶酸的辅食。纠正偏食。及时治疗各种感染性疾病。

四、扁桃体炎

1. 病因

急性扁桃体炎多因细菌感染引起，疲劳、受冷、受湿后也容易发病，是急性传染病（如流感、麻疹、猩红热等）临床症状的一部分。因扁桃体在 4～10 岁发育达到高峰，所以此病多见于儿童。

2. 症状

起病急，高热畏寒，咽痛明显，吞咽时加剧，幼儿高热会惊厥。检查时可见咽部充血，扁桃体红肿，有分泌物渗出，颈部和颌下淋巴结肿胀，有压痛感。个别人因扁桃体异常肥大而影响呼吸。病后数周可并发风湿热及肾炎。

3. 预防

以增强机体抵抗力，防止病原体侵入为主。

（1）组织幼儿多到户外活动，多晒太阳，加强体育锻炼。

（2）教师及父母应根据气候变化和活动情况及时为幼儿穿、脱衣服，出汗应及时揩干。

（3）淋雨后可服生姜汤。

4. 护理

患急性扁桃体炎应彻底治疗，不能一退烧就中断治疗。由于嗓子痛吞咽困难，饮食可吃流食或半流食，如牛奶、豆浆、粥等，多喝水。饭前、饭后用温的淡盐水漱口。

若经常发作，已成慢性扁桃体炎，可以请医生判断一下是否应当将扁桃体摘除，若需要进行手术，要等炎症消除以后才能做。

五、肥胖症

因过量的脂肪储存使体重超过正常20%以上的营养过剩性疾病称为肥胖症。超过标准体重20%～30%者为轻度肥胖症；超过30%～50%者为中度肥胖症；超过50%者为重度肥胖症。

1. 病因

（1）多食：人工喂养的乳儿，易喂哺过量，胖娃娃远比母乳喂养的多见。已进入幼儿园的孩子，一早一晚要加餐。节假日则点心、巧克力、花生米等吃食不断。每日摄入的热量已超过他们的消耗量了，家长仍希望他们多吃。

有的家长自己偏食甜食或多脂肪的食物，就按自己的口味来提供小孩的食品。

（2）少动：大多数小胖子平时不爱运动，也不做家务事。少动就更胖，形成恶性循环。饮食与运动不能达到热量的收、支平衡。

（3）遗传：双亲肥胖，子女易为肥胖体型。

（4）心理因素：受到精神创作或心理异常的小儿可有异常的食欲，导致肥胖症。

（5）内分泌疾病：因疾病所致的肥胖症，除超重以外，还有其他的症状，可加以鉴别。

2. 危害

（1）使人行动笨拙。

（2）体型不美观。

（3）影响健康。儿童期肥胖易导致扁平足，虽然走路不多也会感到腰疼、腿疼。由于腹部脂肪堆积，横膈上升，使呼吸不畅，儿童易感疲乏。小儿肥胖还会造成高脂血症，成为动脉硬化的发病基础。肥胖继续发展，延续到成人，更易合并高血压心脏病、糖尿病等疾患。

（4）会带来心理问题。如常被人取笑，因而很少交朋友，产生孤独感。由于肢体活动不灵活，在体育活动上往往成绩不佳，进而不愿意参加集体游戏，产生自卑感。

3. 预防

（1）掌握乳儿哺乳量。从出生到1岁，体内脂肪的增长速度很快。在这期间，多食，能使体内脂肪细胞的数目猛增。患有肥胖症的人，脂肪细胞数目多且体积大，一旦消瘦些只是细胞变小，数目不会再减少，因此很容易重新胖起来。

（2）掌握幼儿的活动量。对小孩来说，不光要吃好睡好，还要有一定的活动量，吃好睡足不能代替运动。如果很少活动，热量摄入大于消耗，就会胖起来。

（3）减少遗传的影响。家长自己胖，孩子也容易患肥胖症，因此更要为孩子提供合理的饮食，少吃甜食和油腻的食物，多让孩子运动。

4. 矫治

（1）加强膳食管理。但必须满足小儿的基本营养需要以保证生长发育，仍须设法满足小儿食欲，不致因饥饿而痛苦。应多选热量少而体积大的食物，如芹菜、笋、萝卜等。必要时可在两餐之间供给热量较低的点心。食品应以蔬菜、水果、米饭、面食为主，外加适量的蛋白质包括瘦肉、鱼、鸡蛋、豆类、豆制品等。饮食调理需长期坚持才能获得满意的结果。

（2）解除精神负担。不必到处求医，使小儿感到紧张不安。改变以往的饮食习惯也不能操之过急，若过多干预，可能使小儿产生对抗心理。

（3）增强运动量。应提高病儿对各种体育活动的兴趣。运动时间逐渐增加。应避免剧烈运动，以免使食欲激增。

（4）因内分泌疾病等所致的肥胖症，针对病因进行治疗。

六、龋齿

龋齿是因牙齿经常受到口腔内酸的侵袭，使牙釉质受到腐蚀而变软变色，逐渐发展为实质缺损而形成龋洞。

龋齿是儿童最常见的牙病，他们会因牙痛而影响食欲、咀嚼，进而影响消化、吸收和生长发育。有时还会引起骨髓炎、齿槽脓肿等并发症。

1. 病因

（1）口腔中细菌的破坏作用：变形链球菌和乳酸杆菌在口腔的残留食物上繁殖产酸，酸使牙釉质脱钙，形成龋洞。

（2）牙面齿缝中的食物残渣：儿童睡前吃东西，或口含食物睡觉，滞留在牙面齿缝上的食物残渣，尤其是糖果、糕点等甜食残渣，是造成龋齿的重要因素之一。

（3）牙齿结构上的缺陷：牙釉质发育不良；牙齿不齐，不易刷净。

2. 症状

（1）乳牙的牙釉质、牙本质较薄，龋洞易到达牙本质深层，遇冷、热、酸、甜等刺激，则有酸痛不适感。

（2）龋洞深入牙髓，可致牙髓炎，脓液积聚在髓腔内，压迫神经末梢，可引起剧烈牙痛。

3. 预防与治疗

（1）注意口腔卫生：应从小培养儿童饭后漱口和睡前刷牙的习惯，以便及时清除口腔内的食物残渣和细菌。

刷牙要用顺着牙缝直刷的方法，以便彻底清除牙缝里的食物残渣，不要横着刷。选用儿童保健牙刷，牙刷头小刷毛较柔软，只有两排刷毛，便于直刷。

（2）多晒太阳，注意营养：母亲怀孕期间要注意钙、磷的摄入量。此外，还要供给儿童合理的膳食，让其多晒太阳，以保证牙齿的正常钙化，加强牙釉质的抗酸能力。

（3）氟化防龋：饮用氟化自来水是预防龋齿的一项有效的、安全的、经济的公共卫生措施。凡是用氟化自来水的城市，龋齿率降低了50%左右。含氟牙膏的防龋作用也较好，应推广使用。

（4）定期口腔检查：早期发现要早期治疗。如龋齿洞尚未穿通牙髓，可补牙。若乳牙患了龋齿，可使牙周组织发炎，以致影响恒牙的正常发育；若乳牙因患龋齿过早丢失，还会影响到恒牙的正常排列。因此，乳牙患儿龋齿也应早治。

七、肺炎

1. 病因

是小儿常见的一种呼吸系统疾病，也是许多疾病的并发症。由病毒或细菌感染引起，四季均可发病，尤以冬春季节气温骤变为多见。患有佝偻病的小儿或感染麻疹、百日咳以后，容易发生肺炎。

2. 症状

一般有发烧、咳嗽、气喘等症状。重者面色青灰，呼吸困难，精神极差，甚至会抽风、昏迷。

3. 护理

（1）居室环境：房间内要保持空气新鲜。开窗通风时要关门，避免对流风。冬天，可在火炉上放壶水，开着壶盖子，或在暖气片上放块湿布，并用湿墩布拖地，保持室内适当的湿度，以防干燥空气对呼吸道的刺激。室温最好维持在18℃～22℃，要有充足的日照。

（2）一般护理：穿衣盖被均不宜太厚，过热会使小儿烦躁而加重气喘。一般可平卧，但需经常变换体位，以减少肺部瘀血，并防止痰液积存一处，有利于炎症消散。如有气喘，可用枕头将背部垫高，取半坐姿势以利呼吸。

（3）饮食：乳儿患肺炎常有呛奶，喂母乳时，将病儿抱起来，坐着喂奶，并控制奶汁的流出，不要太冲；喂牛奶时，橡皮奶头孔要小，每吸几口，拔出奶头，让小儿休息一会儿，则可减少呛咳。勤喂水。

年龄稍大的孩子可吃鸡蛋羹、面片、牛奶等易消化的食物。多喝水，免得痰液黏稠不好吐出。

（4）一般，肺炎经2～4周可好转，如果出现面色发灰、喘憋加重、烦躁不安、口唇发紫等现象，应立即送医院就诊。

八、感冒

1. 病因

感冒是由病毒引起的常见病。气候突变，小儿受凉、受热，空气污浊，过于疲倦，贪食油腻厚味等，都可使抵抗力下降，易患感冒。

2. 症状

多数症状较轻，可有低烧、鼻塞、打喷嚏、流鼻涕、咳嗽等症状。

3 岁以下小儿可因高烧而抽风，俗称“抽火风”。

一般患感冒经三四天可痊愈。若高烧不退，咳嗽加重，并有喘气憋气，常因合并肺炎所致。

心肌炎，病初类似感冒，但脸色特别不好，口唇发青，稍有活动即觉气喘、乏力。较大的孩子常诉说“心里难受”，这种情况千万不要当成感冒，把病耽误了。

许多传染病的早期也有类似感冒的症状，应细心观察病情变化，及早发现传染病。

3. 护理

病初及时服中药治疗，可按风寒感冒和风热感冒对症下药。

体温在 38℃ 以上，应退烧。服退烧药要遵医嘱，不可任意加大剂量或缩短服药间隔时间。服退烧药过量，会使小儿体温骤降，大汗淋漓，很危险。若药物降温不理想，可配合物理降温法，一般使体温降至 38℃ 左右就行了。

发烧期间要卧床休息，多喝水，食物要有营养、易消化。因为高烧使心跳加快，增加了心脏负担，卧床休息可以减轻心脏负担。发烧时机体丢失的水分增多，要及时补充水分，促使代谢废物排出体外。因机体代谢加速，营养物质的消耗增多，但消化功能减弱，所以特别要注意病儿的饮食。

室内空气清新、湿润，室温适中，可以减少呼吸系统并发症的发生。

九、蛔虫病

1. 流行特点

蛔虫病感染率很高。蛔虫的受精卵自粪便排出，如温度和湿度适宜，就发育成感染性虫卵，儿童在地上滚爬玩耍，饭前不洗手，吸吮手指或生吃未洗净的瓜果、蔬菜，均可将感染性虫卵吞入，虫卵寄生于小肠内，卵壳溶解，孵化成幼虫，穿破肠黏膜经毛细血管入静脉至右心，经肺动脉至肺泡毛细血管，钻入肺泡，经支气管、气管移行至会厌，再经吞咽又入消化道，在小肠内发育为成虫。自吞入感染性虫卵至雌虫成熟开始排卵，约需 2 个月。成虫能存活 1～2 年。

2. 症状

(1) 成虫在肠道内寄生，由于机械刺激常引起脐周围阵发性疼痛，片刻即自行缓解。

(2) 蛔虫的代谢产物或死亡之后的裂解物为有毒物质，可引起低烧、多汗、夜惊、磨牙等症状。

(3) 蛔虫有喜移行及钻孔的特点，当人体内发生某些变化，如发烧、服不足量的驱虫药等或吃一些异常食物，均可刺激蛔虫，引起各种并发症，常见的有胆道蛔虫病和蛔虫性肠梗阻等。

3. 预防与治疗

(1) 积极治疗蛔虫病，以减少散播虫卵的机会。集体儿童机构可于 9—10 月间集体驱蛔虫。因 6—7 月间最易感染蛔虫卵，9—10 月间已长成成虫。常用的驱虫药为驱蛔灵、驱虫净等，药量遵医嘱。

(2) 改善环境卫生，讲究饮食卫生特别是讲究个人卫生。饭前便后洗手，经常修剪指甲，不吃污染的食物，不捡拾地上的食物放入口中，搞好粪便管理，不要随地大便。

十、蛲虫病

1. 流行特点

蛲虫虫体细小，乳白色，又称线头虫。成虫寄生于人体结肠内，雄虫交配后死亡，雌虫沿结肠下行，一般在宿主入睡后 2 小时左右于肛门周围、会阴部周围产卵，雌虫产卵后也死亡。

虫卵经数小时即发育为有感染性的虫卵。由于雌虫产卵使肛门周围奇痒，患儿用手搔痒，手指就会沾上虫卵，也可从患儿的内裤、床单、被褥传至手上，如不注意卫生，就会造成自身感染或相互感染。含有虫卵的灰尘经呼吸道进入鼻咽部，被吞下也可造成感染。

2. 症状表现

(1) 肛门周围和会阴部奇痒。

(2) 由于搔伤，可使局部皮肤糜烂。

(3) 睡眠不安，易烦躁。

3. 预防治疗

(1) 避免重复感染。蛲虫存活时间短，一般仅 2 个月。但由于自身重复感染的机会多，故蛲虫病不易除根。若能防止重复感染，虽不服驱虫药也可治愈。

避免重复感染的方法是，小儿穿满裆裤睡觉，并于肛门周围涂上药膏，以粘住虫卵并止痒。次晨再用肥皂与温水洗净肛门。换下的内裤洗净并煮沸消毒。连续 10 天，即可见效。

(2) 培养良好的卫生习惯，如饭前便后洗手，不吸吮手指。

(3) 勤换衣服，常消毒，勤晒被褥。注意防止用具、玩具、便器等交叉感染。

思考与练习

SIKAOYULIANXI

1. 解释传染病、传染源、病原体、病原携带者、人工自动免疫、自然被动免疫、人工自动免疫、人工被动免疫等概念。

2. 传染病有哪些基本特征？传染病流行过程的三个基本环节是什么？

3. 学前儿童常见的传染病有哪些？分别有什么症状？如何进行有效的防治工作？

4. 学前儿童的常见病有哪些？如何防治？

5. 邻家一个小孩，2岁半，平时身体健康，好动，能吃能喝，不挑食，从来不剩饭菜，睡眠也好，大便也正常。但近几天，发现他吃饭不香，平时最爱吃的饭菜也不能引起他的兴趣，总是剩饭剩菜。问他，他总是说“不饿，不舒服，恶心，吃不下”，而且玩耍的劲头也大不如以前。后来逐渐发现孩子大便次数减少，大便颜色与以往不一样，有点发白，尿液颜色也比平时发深，呈棕黄色。仔细观察他的脸色不如平时红润，有点发黄。量体温时，有点低烧。

试分析该童可能患有什么疾病？应不应该去医院检查？

第七章　学前儿童常见心理问题

学习目标

1. 理解幼儿心理卫生的内涵。
2. 掌握学前儿童常见的心理卫生问题。
3. 掌握幼儿的心理卫生保健方法。

第一节　心理卫生概述

一、心理卫生简史

心理卫生思想源远流长，但作为一种运动引起人们和社会普遍关注，却只有一段短暂的历史。它的起源首先是从改善精神病人的待遇开始的。19 世纪以前，精神病人和较轻微的心理疾病患者被认为是“魔鬼”附身，受到监督和虐待，境况悲惨。

1792 年法国精神病医生比奈尼（比奈尔）提出废除对精神病人的约束，作为心理卫生历史的起点（他被视为心理卫生运动的首创者）。

然而，一般认为现代心理卫生始于 1908 年的美国。当时有一名叫比尔斯的精神病人，根据自己在多个精神病院治疗时的亲身体验和所见所闻，以及医院内外健康人对精神病人的冷漠、虐待、歧视与偏见，写了一本名叫《自觉之心》（亦称《一颗失而复得的心》）（*A Mind that Found*）的书，呼吁全社会来制止对精神病人的非人待遇。此书轰动了全美，许多知名人士纷纷表示支持比尔斯的主张。特别是世界著名的心理学家、哈佛大学教授詹姆斯亲自为此书作序，并给予高度评价。同年 5 月 6 日，比尔斯聚集 13 个人在他的家乡康涅狄格州成立了世界上第一个心理卫生组织——康涅狄格州心理卫生协会，旨在维护心理健康，预防精神疾病，改善精神病人的待遇，传播心理卫生知识。1909 年 2 月 19 日全美心理卫生协会成立，并聘比尔斯为会长。1917 年该会创办了世界第一份心理卫生专业杂志《心理卫生》。接着，世界上很多国家都相继成立了全国性的心理卫生组织。1930 年 5 月 5 日，53 个国家和地区的 3042 名代表会聚华盛顿，召开了首届国际心理卫生会议，成立了国际心理卫生委员会，美国精神病学家威廉华为会长，比尔斯为秘书长，中国学者刘瑞恒为名誉副会长。1949 年世界卫生组织（WHO）正式设立了心理卫生处，使心理卫生成为各国政府日常工作需要考虑的一个方面。

我国也于 1936 年 4 月 19 日在南京成立了中国心理卫生协会，并陆续有不少学者出版了有关心理卫生的著作或译著。如章颐年的《心理卫生概论》、丁瓒的《心理卫生论丛》《青年心理修养》等。1949 年后，我国心理卫生也曾蓬勃发展过，“文化大革命”期间被摧残、破坏。1979 年众多学者建议恢复全国心理卫生组织，得到国家批准，1985 年 4 月正式成立中国心理卫生协会。1987 年《中国心理卫生杂志》创刊并向国内外发行。该组织已成立了 5 个亚专业协会，其中包括了儿童心理卫生委员会。近年来，还陆续成立了一些儿童心理卫生中心和研究所，对促进儿童身心发展起了很好的指导作用。

二、心理卫生的含义及标志

（一）心理卫生的含义

心理卫生是一个外来词，也叫精神卫生。目前尚未有公认的标准概念。概括起来，有几种含义：

（1）指一种状态，在这里，“卫生”与“健康”同义，指某人心理处在健康状态。

（2）指一项工作，即促使人们心理处于健康状态的保健工作。

（3）指一门科学，即指心理卫生学。它是研究如何开展心理保健工作，如何使群体与个体形成良好行为，如何使这种工作的行为转变为群体与个体的良好心理健康状态的应用性科学。

心理在不同的情况下，从不同的角度可以有不同的含义，但这几个含义是相互联系的。

（二）婴幼儿心理健康的标志

时代在前进，观念在更新，新的健康观念否定了“结结实实没病就是健康”的旧观念。新的健康观，从多维角度把一个完整的健康含义展示于世人面前：身体健康，心理也健康（包括良好的社会适应能力），这才是健康的人。这也是 21 世纪所需人才应具备的基本素质。如何界定心理健康与否呢？综合国内外心理学家的观点，我们认为，心理健康应该包括：

1. 智力发展正常

儿童心理健康的标志，是“理想”的标志，每个儿童都可能有这方面或那方面的不足。之所以提出心理健康的标志，可以把它看成是培养儿童应努力达到的目标。智力正常是儿童与周围环境取得平衡和协调的基本心理条件，是心理健康的首要标志。世界卫生组织、中华医学会精神疾病分类都把智力发育不全或阻滞视为一种心理障碍和变态行为。通常我们把智力看作是以思维力为核心，包括观察力、注意力、记忆力、思维力和想象力等各种认识能力的总和。智力的高低是先天遗传和后天环境共同作用的结果，它以先天素质为物质基础，在人与环境的交互作用中得以发展。

2. 情绪稳定，情绪反应适度

情绪是一个人对客观事物的内心体验。它既是一种心理过程，又是心理活动赖以进行的背景。良好的情绪状态，反映了中枢神经系统功能活动的协调性，表示人的身心处于积极的平衡状态。心理健康的儿童对待环境中的各种刺激能表现出与其年龄相符的适度反应，能经常保持愉快、开朗、自信、满足的心情，善于从生活中寻求乐趣，对生活充满希望。更重要的是情绪稳定性好，具有调节控制自己的情绪以保持与周围环境动态平衡的能力，并能合理地宣泄不良的情绪。

3. 乐于与人交往，人际关系融洽

儿童的人际关系虽然比较简单，人际交往的技能也比较差，但是，心理健康的儿童乐于与人交往，也希望通过交往而获得别人的了解、信任和尊重。

儿童的心理健康状况是在与他人的交往中表现出来的。和谐的人际关系既是心理健康不可或缺的条件，也是获得心理健康的重要途径。其表现：一是乐于与人交往，既有稳定而广泛的人际关系，又有知心朋友；二是交往中保持独立而完整的人格，有自知之明，不卑不亢；三是客观评价别人，取人之长补己之短，宽以待人，乐于助人；四是交往中积极态度多于消极态度。

4. 行为统一和协调

随着年龄的增长，儿童的思维变得有条理，主动注意时间逐渐延长，能较好地控制自己的行为，表达情感的方式日趋合理和成熟。

5. 性格特征良好

性格是个性的最核心、最本质的表现，它反映在对客观现实的稳定态度和习惯化了的行为方式之中。心理健康的儿童，一般具有热情、勇敢、自信、主动、诚实等性格特征。在日常生活中，一个心理健康的儿童应该表现出：有充沛的精力；心情开朗和愉快，处事乐观；态度积极，乐于承担责任；保持正常的人际关系，能与小朋友和睦相处，合群，在集体中受到欢迎和信任；应变能力强，能较好地适应环境的变化；自控力较好，没有不良行为、不良习惯和嗜好；注意力能集中；休息时善于放松，睡眠良好。

以上几点是归纳了关于界定心理健康标准的几个方面，并不是固定不变的，心理健康状态是动态的、变化的，组成心理健康标准的各要素，表现在个体身上并非同等程度，而是有差异的。心理不健康也并非处处不健康，心理健康要素中无论哪一方面要素的缺损或丧失，都会导致整体功能的失调。

（三）影响婴幼儿心理健康的因素

1. 生物因素

（1）遗传因素：许多遗传病都存在智力缺陷。例如，基因病——苯丙酮尿症；染色体病——先天愚型等。

(2) 先天的非遗传因素：妊娠早期，导致畸形因素的影响（病毒感染、放射线、不良药物、烟、酒、不良情绪等），胎儿可发生种种先天畸形。

胎儿期，孕妇营养不良，可对胎儿脑细胞的增生产生不可挽回的影响。妊娠合并各种疾病，比如妊娠高血压综合征，或围产期出现宫内窒息、产前出血、产伤等，都可能对胎儿的脑造成损害，使儿童期出现种种行为问题。

(3) 后天的脑损伤：外伤引起的脑震荡；结核杆菌引起的结核性脑膜炎；蚊虫传播的乙型脑炎；脑膜炎双球菌引起的流行性脑脊髓膜炎等，均可影响儿童的智力，诱发一系列行为问题。

2. 心理因素

影响学前儿童的心理因素，有动机、情绪、自我意识等。一般说来，家长往往只注意了满足儿童的生理需要（吃饱、喝足、穿暖等），而忽略了儿童也有更高层次的需要——安全感、被爱、被尊重、被别人称赞等。儿童的某些合理需要得不到满足，就会产生不良的情绪。

3. 社会因素

(1) 家庭

家庭是学前儿童社会化的主要场所。家庭成员，特别是父母的行为、人格特征、亲子关系、教育观念、教育方法，都与儿童的心理健康有密切的关系。能享受到天伦之乐的儿童，在人格发展上一般是健全的；反之往往出现行为问题。孩子受到父母虐待，家长对儿童过分溺爱，或对儿童期望值过高，教育方式简单、粗暴等都会导致儿童出现行为问题。归结到一点：良好家庭环境塑造良好个性。

(2) 托幼机构

托儿所、幼儿园，是儿童最早加入的集体教育机构。托儿所和幼儿园的环境（人文环境和物质环境）对学前儿童社会适应性的形成有深远的作用。学前儿童对幼儿教师、保育员有着很大的依赖性。幼儿教师、保育员是婴幼儿接触较多的“早期照管人”。教师的一言一行、教育方法等，都将影响幼儿的心理健康。

(3) 社会

在当今知识信息时代，人们获取各种信息的渠道便利快捷，孩子们也深受影响。在拓宽视野、丰富知识面、娱乐生活的同时，一些言情戏说的影视作品、打打杀杀的动画片逐渐成为他们的钟爱。流氓兔、流氓猪这些不雅之词也成了他们的流行用语。内容低劣粗俗的图书、光盘，也充斥着孩子们的眼睛和心灵。这对于身心稚嫩、辨别是非能力较差的幼儿来说，危害极深。

对于幼儿来说，心理健康的标准当然不能等同于成人。另外，我们所说的一个人的心理健康与否是相对而言的，心理异常也并非无缘无故地突然产生，其根源大多可以追溯到儿童时期。正如国际心理卫生委员会会长威廉·怀特曾经说过的“儿童时期是施行心理卫生的黄金时期”。可见在幼儿期为幼儿创设一个良好的心理环境，注意培养幼儿健全的人格，及早矫治幼儿不良的行为，有效地施以心理卫生教育，不仅可以促进幼儿身心健康地发展，而且也有益于一个人一生的健康。

第二节　学前儿童常见心理问题

心理卫生的目的不仅要培养和发展幼儿正常行为，同时还要矫正一些异常行为。近年来，学前儿童中出现心理发展偏差、情绪和行为障碍以及各种心理疾病的人数明显增加，如孤僻、攻击性行为、吸吮手指、口吃、说谎、多动、情绪障碍，等等。研究如何消除幼儿发展中可能有的心理问题和行为偏差，是设法促进儿童心理健康不可回避的一个问题。根据幼儿阶段的生理和心理上的个体差异，教师和家长要有针对性地进行教育，在关注幼儿个体心理健康的同时，更重视群体儿童的心理健康，只有及早发现幼儿的心理问题，适时恰当地进行矫正，对症下药，才能培养幼儿健康的心理、健全的性格和良好的适应能力。

一、情绪障碍

幼儿情绪障碍最多见的表现为以下几种。

（一）屏气发作

屏气发作又称为呼吸暂停症，是一种在婴幼儿时期较多见的发作性神经官能症，以在情绪急剧变化时出现呼吸暂停为主要特征。3～4岁以后较少发生，6岁以后罕见。表现为小儿在遇到不合己意的事情时，突然出现急剧的情绪爆发，发怒、惊惧、哭闹后旋即发生呼吸暂停，轻者呼吸暂停0.5～1分钟，面色发白，口唇青紫；重者历时2～3分钟，口唇青紫，全身强直，意识丧失，出现抽搐，其后肌肉松弛，恢复原状。屏气发作常因某种心理诱因而触发。

预防儿童屏气发作的发生，应重视家庭成员之间的关系、生活环境的调理。尽可能解除或减轻引起小儿心理过分紧张和矛盾冲突的种种因素。家长对待此症应镇静，平时避免溺爱和过分迁就。必要时，可在医生指导下，选用苯巴比妥等药物以减少发作，防止因脑部缺氧而产生的损害。

（二）滥发脾气

滥发脾气形式多样，但都以哭闹要挟成人。其矫正方法主要是当幼儿滥发脾气时，可以将他暂时隔离在一个无危险的地方，以不让参与活动为惩罚。另外，家长平时也要注意不可过分地宠溺孩子。

（三）依赖退缩，胆小恐惧

依赖退缩、胆小恐惧，特别是在社交方面表现出焦虑。常常纠缠成人，过分注意评价，任何事情都期望得到别人帮助和寻求与成人的躯体接触。对这类小孩，可以用阳性强化行为治疗。同时，教师还应该检讨一下幼儿园的环境是否能给幼儿提供一种安全感，教学过程是否让幼儿感到超负荷等。

（四）儿童恐惧症

儿童恐惧症是指儿童对某些物体或情景，产生过分激烈的情感反应。恐惧的情绪在儿童中很常见，从对某些具体事物的恐惧，如怕动物、怕火、怕陌生人，到对一些抽象概念的恐惧，如怕被丢失、怕死等。大部分儿童的恐惧是短暂的，随着儿童体力与智力的发展，恐惧会慢慢消失。

若恐惧的表现较为严重而持久，例如，没有明显的恐惧刺激或原因无缘无故地惊恐，而且与其年龄不符（不同年龄的儿童有不同的恐惧对象，如 0～6 个月的婴儿怕巨声、6～9 个月怕陌生人等），在一般不再害怕某种事物的年龄时仍表现惧怕，出现紧张、恐慌、出汗、恶心、哭喊求助等现象，甚至影响正常生活，如害怕与人接触或难以入睡，这就是适应不良、情绪障碍的表现，甚至形成“恐惧症”。

根据心理学行为学派的理论，恐惧是儿童对其所处环境的一种行为反应，是习得的，而父母的行为与教育方式起着重要作用。所谓怕是指对危险的一种预感，是人们企图摆脱、逃避某种情景，又苦于无能为力时的一种情感。这种预测性的怕，一般出现在开始有想象力的 2 岁左右。若成人经常吓唬孩子，想使不听话的孩子就范，例如，夜晚，外面雷鸣闪电，家长用恐怖的声音说“再不闭眼，老猫就来叼你了”，就会使孩子逐渐对黑暗、猫、雷鸣、电闪等产生恐惧心理。另外，儿童的恐惧可以由条件反射而习得。例如，巨响会使幼儿本能地产生惊恐反应，若当巨响出现时，在幼儿面前放一只小白鼠（本不怕它），这样多次结合就会使幼儿形成对小白鼠的恐惧，甚至泛化为怕白色的东西。此外，儿童也由通过观察或模仿别人的言行而产生恐惧心理。事实证明，具有神经质性格、对事物过于敏感、好大惊小怪的父母，孩子也胆小。

既然恐惧可通过条件反射而习得，通过条件反射原理设计的一些方法也可以用来矫正儿童的惧怕行为。例如，对怕黑的儿童，开始由成人陪同在暗室门口站一会儿，如果他不怕了，让他单独站在门口或鼓励他进去看看，取出玩具，逐渐“脱敏”。平时要鼓励儿童去观察分析各种自然现象，懂得一些粗浅的知识和道理。在任何情况下都不要吓唬儿童，或让他们看恐怖的影视、图片。

二、睡眠障碍

儿童睡眠障碍常表现为在临睡前不愿上床，上床后不能入睡、浅睡、易醒或早醒等，在睡眠时，全身或四肢不停地翻动、讲梦话、磨牙或哭喊等。由于夜间睡眠不安，白天往往精神不振、坐卧不安、饮食不佳和容易发脾气。

1. 夜惊

夜惊是睡眠障碍的一种表现。它的发生与白天情绪紧张有密切关系。男孩发生夜惊多于女孩。主要表现为：入睡不久（一般 15～30 分钟），在没有任何外界环境变化的情况下，突然哭喊出声，两眼直视，并从床上坐起，表情恐惧。若叫唤他，不易唤醒。对他人的安抚也不予理睬。发作常持续 10 余分钟，随后又自行入睡，次晨对夜惊发作完全遗忘，或者仅有片段的记忆。夜惊发作次数不定，可隔数天、数十天发作一次，也可一夜发作多次。

儿童夜惊，多由心理因素所致，如父母离异、亲人伤亡、受到严厉的惩罚，使儿童受惊和紧张不安。睡前精神紧张，如看惊险电影、听情节紧张的故事，或被家长威吓后入睡，以及不良环境所引起，如卧室空气污浊、室温过高、盖被过厚、手压迫前胸、晚餐过饱等均可引起发作。鼻咽部疾病致睡眠时呼吸不畅、肠寄生虫等也可导致夜惊。

对于夜惊的儿童，一般不需药物治疗，主要从解除产生夜惊的心理诱因和改变不良环境因素入手。及早治疗儿童的躯体疾病，减缓儿童的心理紧张。此外，也应注意改善儿童的睡眠环境。随着儿童年龄的增长，大多数儿童的夜惊会自行消失。少数儿童的夜惊不属于睡眠障碍，而是癫痫发作的一种形式，故经常发生夜惊，在白天精神、行为也有异常，应去医院诊治。

2. 梦游症

梦游症也是睡眠障碍的一种表现。儿童于熟睡中突然起床，可逐件穿好衣服，在室内外进行某些活动，如来回踱步、跑步，甚至出门外出游荡，表情茫然，步态不稳，动作刻板，有时口中念念有词，但是意识并不清醒。发作可持续 1 小时以上，然后上床入睡，醒后完全遗忘。

梦游症的发生可能与以下因素有关：

（1）家庭性遗传，以致睡眠中出现模拟白天游戏的动作。

（2）因患传染病或脑外伤后，引起大脑皮质内抑制功能减退。

（3）白天游戏过于兴奋，以致睡眠中出现模拟白天游戏的动作。

（4）遗尿症患儿常合并梦游症。

一般随着年龄的增长，大脑皮质内抑制能力的增强，此症可自行消失，不须特殊治疗。避免在患梦游症的儿童面前渲染其表现或取笑，消除使其产生恐惧、焦虑的精神因素。对于较常发作的儿童，居室内要有安全措施，以免发生意外。频繁发作者可以在医生指导下服用相关药物，以减少发作。

3. 梦魇

梦魇也是学前儿童中较为常见的一种睡眠障碍。以儿童做噩梦为主要表现。儿童在做噩梦时（如从树上跌下、突然失足落水等）伴有呼吸急促、心跳加快，自觉全身不能动弹，以致在梦中大声哭喊惊醒，醒后仍有短暂的情绪失常，表现出紧张、害怕、出冷汗、面色苍白等。对梦境尚有片段的记忆。

诱发学前儿童梦魇的因素有许多种，例如，儿童患上呼吸道感染或肠道寄生虫病，或者遭受挫折等。只要不是经常发作，可不做特殊的治疗。主要应保持生活规律，避免白天过度兴奋和劳累，消除儿童内心矛盾冲突，缓解其心理紧张。对其躯体疾病进行及时治疗。对有情绪障碍的儿童，例如过分恐惧，宜加强精神抚慰，减轻心理压力，培养开朗的性格，充实精神生活。

4. 睡眠不安

睡眠不安是幼儿的另一个常见问题，这类孩子表现为不愿入睡，或白天昏睡，晚上哭闹，这种现象往往是由于成人过分地看重睡眠时间，强迫孩子睡眠造成的，有时，卧室的照明、空气、安静程度也能对幼儿的睡眠不安造成影响。对于这类幼儿，重点是要纠正成人对孩子睡眠的焦虑情绪，从小培养幼儿良好的睡眠习惯。

三、饮食障碍

（一）偏食

偏食是目前幼儿饮食障碍中的典型行为，具有一定的普遍性。

1. 原因

这种不良习惯的形成不仅有其生理原因，而且与心理因素关系密切，特别是与家长的抚养方式有直接的关系。幼儿的偏食是从断奶后开始的。

（1）父母迎合孩子的胃口

由于婴儿以喂奶为主，断奶后无法一下子习惯某些新的食物，父母为了迎合孩子的胃口，尽量满足孩子的要求，剥夺了他们尝试各种食物的机会，造成偏食，这是原因之一。

（2）幼儿的逆反心理

另一原因是出自幼儿的逆反心理，这种现象在反抗期的孩子中表现得尤其突出。这个时期的幼儿会将“不要、不要”也带到饭桌上来，有时甚至把在别的地方受的气在吃饭时发泄，如故意不吃或打翻母亲特地为他制作的饭菜。而父母的普遍心理是担心孩子不吃或吃不够会造成营养不良，于是百般讨好，任由他们挑食。

（3）幼儿的“退行”行为

另外，幼儿的“退行”行为是引起偏食的另一心理因素。这种表现往往在爱的需要受到挫折时显露出来，孩子由于缺乏爱、缺乏关心，故意以偏食来引起成人的注意，这是一种心理自卫机制。当成人忽略孩子的需要和变化时，偏食习惯也已养成。

（4）父母亲等亲人的偏食习惯“传递”给了幼儿

据调查研究，父母有偏食习惯会大大增加孩子偏食的可能。幼儿饮食的过程也渗透着模仿的因素，家长对饮食的态度、偏好、习惯都会有意无意地“传递”给孩子，以致幼儿在味觉判断方面被同化。

由此可见，幼儿的偏食大多数是心理因素造成的，当然我们并不否认有极少数的孩子在味觉方面可能生来就有一定的倾向性，或是由于体内缺少某种物质，特别倾向于吃某种食物，但这种情况并不多见。

幼儿偏食的问题已引起了社会各界的共同关注，这种不良的行为障碍不仅影响了幼儿的正常生长发育，同时还诱发了某些不良心理缺陷：如自私、霸道、任性等，所以，对于这种不良的行为习惯应予以及早纠正。

2. 纠正方法

(1) 端正抚育孩子的态度。在婴儿断奶后，家长应为他们提供尝试各种食物的机会（但千万不能强迫孩子进食，以免引起厌食）。有偏食习惯的家长应先改变自己的不良饮食习惯。

(2) 鼓励幼儿参加各种户外活动，以增进食欲。

(3) 尽量创造条件让其与小朋友和成人一起进餐。心理学认为，幼儿在进餐时有一种从众心理，食欲可以随着环境而改变，无怪乎大多数孩子在幼儿园里吃得多且极少偏食。在家里，家长也应该有意识地提供与成人一起进餐的机会，餐桌上既不过分关心他们的食量，也不要漠不关心，只要以一种参与、欣赏、帮助的态度对待孩子，是可以培养其良好的饮食习惯的。

(4) 注意科学的烹调和加工，做到色、香、味、形俱全。特别是色和形最易诱发孩子的好奇心和想象力。据研究，幼儿厌食的食物，最多的是蔬菜，如葱、香菜、韭菜等；其次是牛奶、鱼、肉等含有蛋白质的食物。如果将这些食物掺入其他食物中，不但可以调配出意想不到的香味，而且还可以达到改变孩子偏食的目的。

（二）精神性厌食

精神性厌食是指主要是由心理因素引起的进食障碍，多见于年龄较大的儿童。表现为长期厌食，对食物不感兴趣，吃得极少，经常回避或拒绝进食。若强迫进食，会引起呕吐。

1. 原因

①儿童经受强烈惊吓。

②对新环境适应不良。

③没有小伙伴一同玩耍而情绪低落。

④家长过分注重儿童的进食量，以答应某某条件来诱使儿童好好吃饭，进而强化了不好好吃饭的行为或威胁的手段强迫喂食，反而降低了摄食中枢的兴奋性，导致厌食。

⑤儿童活动量很少。

2. 纠正方法

消除引起小儿情绪不宁的各种精神因素，改变不良的喂养方式。小儿只要没有影响食欲的躯体疾病，吃饭香甜本不必强求。若对孩子的食量变化过于敏感，过多干涉，甚至用“许诺”作为“开胃药”，孩子会从家长的态度中得出经验，在餐桌上可以得到平时得不到的东西，“不吃”就成了达到某种目的的手段。家长的每一次迁就都使“不吃”得到一次强化。要让孩子懂得，不好好吃饭得不到大人的注意和关怀，而好好吃饭却能受到表扬。少一些人为的干预（许诺、威胁、硬塞口等），多一些生理的调节（生活规律、运动、饥饿感），回归自然，久而久之，孩子就会养成按时吃饭的好习惯，消除厌食行为。

（三）异食癖

是学前儿童的一种饮食障碍，煤渣、泥土、墙皮、纸张、毛发等东西，常人看来不仅没有什么食欲，甚至感到恶心，可有的孩子竟然喜欢吃！奇怪吗？这其实就是一种病，医学上叫“异食癖”或“嗜异症”。这是指婴幼儿在摄食过程中逐渐出现的一种特殊的嗜好，对通常不应取食的异物进行难以控制的咀嚼与吞食。这些儿童因嗜好异食，会出现食欲减退、腹痛、呕吐、便秘、营养不良等症状。

家长发现孩子有这种“爱好”后，常常是非常惊讶，但过一段时间发现对孩子身体没有什么明显危害后，就不再理睬了。其实，异食癖通常代表身体出了问题。

尽管异食癖的病因目前还不十分清楚，但临床研究发现，某些患缺铁性贫血的孩子和部分缺乏锌元素的孩子有嗜食异物表现，当他们的贫血和锌元素缺乏纠正后，食用异物的症状亦随之消失。因而临床上给那些嗜异症小儿服用铁剂或在膳食内补充锌剂后，有时候有明显的治疗效果。所以近年来认为本病与小儿体内缺铁、缺锌有很大关系。

因此，如果孩子有这种情况，不妨给他服点铁剂或硫酸锌。同时还要注意，小儿嗜异现象是一种心理失常的强迫行为，往往与家长疏忽对孩子的照料或环境不正常有关。刚开始时，孩子可以因为缺乏照顾，擅自拿取异物吃，日久成为习惯，变成不易解除的条件反射。因此，可多给孩子些关心，切忌简单粗暴地对待孩子的异常表现，更不要对孩子施以责罚，甚至捆缚孩子的手足，这样不但不能解除嗜异习惯，反而使他们暗中偷吃上述不洁之物，后果更严重。

所以，当父母和老师一旦发现孩子有这种异常表现，最好能够在治疗的同时多从心理方面疏导，最后帮助孩子克服恶习，恢复正常的饮食习惯。

四、语言障碍

（一）语言发育迟缓

1. 表现

语言发育迟缓也称发育性语言表达障碍，是指小儿语言发育明显落后于同年龄孩子的语言发育水平。一般认为，18 个月不会讲单词（如“爸爸、妈妈”），30 个月不会讲短句就属于语言发育迟缓。它是由于语言功能发育障碍所致，而不是智能发育不良、听力缺损或脑器质性病变所引起。

语言发育延迟的患儿在学话时，就表现出明显的语言缺陷，有时只能发出一些单音，不能组成词，也记不住普通的词，他们的词汇十分贫乏，不能用完整的句子去描述自己所要求的东西。这样的孩子容易情绪烦躁、爱哭，对学习语言兴趣差，不愿学说话，但对语言的理解力正常。1 岁半左右能理解他人所给的简单命令，如让他指或去拿取某种常见东西可理解并付诸行动，但有一部分患儿不能理解简单的命令，不能根据成人的语言要求指出或拿到某种物体。患儿能听到声音，却对语言无反应，但给以手势或在看电视时有情绪反应。这类患儿入学后有明显的学习困难，主要是阅读困难和计算困难，常需要接受特殊教育。

2. 语言发育延迟的原因

（1）可能是遗传因素所致，如脑损伤或脑功能不足等。

（2）父母对孩子缺乏语言训练，特别是在口语学习关键期1～3岁时未进行适时语言训练。

（3）父母对子女过于溺爱，对孩子体贴入微，孩子不用开口即可满足其各种欲望。比如，孩子想吃苹果用手一指或看一下，父母就立即把苹果送到孩子手上。

（4）离群独居，生活在基本与世隔绝的环境中，或长期受父母忽视，无人与之对话，缺乏受教育和训练的机会。比如父母工作忙，孩子由老人或保姆照看。由于照看人缺乏科学育儿知识，他们只管吃饱喝足或不生病，很少与孩子用语言进行感情交流，使孩子失去了语言学习的机会。

（5）严重营养不良或患慢性消耗性疾病，影响语言中枢的正常发育。

特别提示：

当发现孩子比同龄孩子语言发育慢及早带去医院检查，如果仅是由于个体差异而说话晚一点，2岁以后才慢慢说话，智力发育及其他方面均正常，父母就不必惊慌。只要及时加强语言训练，随着年龄增长孩子逐渐会获得语言能力。但如果是因孤独症、选择性缄默症、精神发育迟滞、聋哑症等疾病引起，应在医生指导下进行治疗。

3. 语言发育迟缓的防治对策

（1）加强语言训练

孩子学习语言的基本方法就是模仿。因此，成人要多和小儿说话，训练小儿模仿成人的语言发音，要鼓励小儿敢说话，学会用语言表达自己的要求。语言发育迟缓儿童常喜欢用手势、表情来表达意思，周围人应故意表示不懂，以促进其语言表达能力。在教儿童说话时，发音要清楚，让孩子模仿，也可以通过游戏、朗诵、唱歌等加强语言训练。

（2）多给予刺激促使孩子讲话

比如，开始要孩子喊“妈妈”，如孩子不喊妈妈，妈妈应微笑点点头，如再不喊妈妈仍用微笑点头以示意，最后，孩子突然喊“妈妈”了，就应热情地拥抱或亲吻孩子。这样，就会使孩子体验到喊“妈妈”得到的疼爱，调动起说话的兴趣和积极性。

（3）让孩子多接触社会和大自然

多接触社会和大自然会使孩子的生活丰富起来，增加与其他儿童交往的机会，眼界开阔了，见识广了，自然就有说话的要求了。如果再配合语言训练，孩子的语言能力就会相应地得到很好的发展。

(二) 口吃

1. 表现

口吃为常见的语言节奏障碍。它的发生并非因发音器官或神经系统的缺陷，而是与心理状态有关。表现为正常的言语节律受阻，不自觉地重复某些字音或字句，发音延长或停顿，伴跺脚、摇头、挤眼、歪嘴等动作才能费力地将字迸出。患者大多自卑、羞怯、退缩、孤僻、不合群。有的表现为易激惹，情绪不稳。出于对口吃的恐惧心理及高度注意，终成心理痼疾，越怕口吃越口吃。发病率占儿童的1%～2%，多起始于2～5岁，男多于女。

2. 诱因

(1) 精神及心理创伤：过多的精神紧张刺激，如受到惊吓、受到严厉惩罚、进入陌生环境感到恐惧、家庭破裂而失去爱抚等。

(2) 模仿：小儿觉得口吃者滑稽可笑，加以模仿。据研究，儿童因模仿而口吃的占2/3。儿童出于好奇，学着玩，未定型的口吃表现，若不能有效地加以制止，多次练习和强化后便会形成习惯，特别是受到惩罚，更会加剧口吃。

(3) 疾病：患百日咳、流感、麻疹、猩红热等传染病，或脑部受到创伤后，大脑皮质的功能减弱，容易发生口吃。

值得注意的是，2～5岁的小儿正是语言和心理发展十分迅速的阶段，词汇也渐丰富，但言语功能尚未熟练，不善于选择词汇，说话时常有迟疑、不流畅的现象，一般到上小学前，就可口齿伶俐了，这种现象称为"发育性口齿不流利"，不属于口吃。

3. 矫治及预防

(1) 让孩子模仿正确的说话方式。既然孩子能模仿口吃，就能模仿正常的说话方式，但你必须用比较慢的节奏与孩子交谈，话语要清晰、简洁，不要太多形容词，不要用儿语，最好用单音节词、双音节词、三字词、电报语与孩子交流。如"喝水"就是"喝水"，不要说"喝水水"。还要注意孩子讲话的节奏和语调，从而增加语言的韵律和轻松感，口吃就会逐渐地、自然地得到矫正。

(2) 给予帮助和鼓励。父母应使口吃小儿说话时处于轻松愉快的环境，说错了不训斥，引导孩子讲话时放慢速度，随心所欲、从容不迫地讲话。如孩子想喝水又说不出来时，你可以启发他："你想喝水吗?"孩子点头，"请跟妈妈说一遍'我想喝水'"。明确地告诉孩子怎样说比批评和建议(比如"慢一些""再来一遍")会更有效。另外，口吃小儿大都对单词的第一个字发音感到困难，发音过急过重，往往卡在这里。所以要诱导单词第一个字的发音，可以先轻轻地发出字的声母，然后与韵母拼合，拼出字音，再慢慢地向第二个字音滑动，这是矫正口吃的诀窍，耐心也很重要。

(3) 说不好就唱。口吃的孩子有个特点，唱的时候就不口吃了，可以平时让孩子学唱歌，背诵朗朗上口的歌谣，用说唱的方式来培养孩子的节奏感，这对矫正口吃也很有效。

(4) 不要"保护"孩子。有的父母觉得孩子说话口吃已经够不幸了，所以格外溺爱他，这样做对孩子没有好处。应该让他知道，自己虽然有口吃的缺点，但还有更多别人不具备的优点（如打球、画画等），使孩子正视自己的这一毛病，这样当孩子接触到外界环境，就能勇敢地对待嘲笑。

（5）应从解除小儿的紧张心理入手。避免因说话不流畅遭到周围人的嘲笑、模仿以及家长、教师的指责或过分矫正。家长不要当众议论其病态，或强迫孩子把话说流畅，不许结巴。须知，这样只会适得其反，加重其心理障碍，更加张口结舌。应安慰患儿，使他们有信心克服。家长要用平静、从容、缓慢、轻柔的语调和孩子说话，来感染他们，使他们说话时不着急，呼吸平稳，全身放松，特别是不去注意自己是否又结巴了。可以多练习朗诵、唱歌。

另外，教育孩子不能急于求成。不要让孩子过多地背诵他无法理解的诗词、文章；千万要防止孩子出于好奇模仿口吃者讲话；不打骂、不溺爱，使孩子建立充分的自信。这将有效地纠正和避免小儿口吃。

特殊情况下，正常人也有口吃，矫正小儿口吃不必达到一字不错，只要心理因素纠正了，口吃基本消除，矫正就算成功。

五、品行障碍

此类问题包括逃学、攻击行为、破坏行为、说谎等。过去单纯从道德教育和社会问题角度考虑，我们发现只靠教育和惩罚的效果不理想，其实这些问题有一定的心理因素，甚至有的存在生物学因素。这些品行障碍是特指那些习惯性的、经常出现的、对他人造成伤害的，而不是指偶然的或过失性的行为。

1. 攻击性行为

幼儿一般表现为吵架、打架等身体上的攻击，稍大一些的孩子更多的是采用语言攻击，谩骂、诋毁，故意给对方造成心理伤害，破坏物品及虐待他人或动物。男孩多为躯体攻击，女孩可表现为语言性攻击行为。攻击是宣泄紧张、不满情绪的消极方式，对儿童的发展极其有害，必须进行矫正。

（1）原因

家庭教育过于溺爱，家长顺从多、宠爱多，要求少、教育少，幼儿没有分辨对错的能力，以自我为中心容易造成孩子骄横、任性、自私、事事“唯我独尊”以致养成孩子独占、独霸的习惯，形成攻击性行为。如果父母及教师从成人的角度出发，盲目地在孩子之间进行攀比，缺乏对孩子基本的尊重和理解，经常用严厉、强硬的态度来要求他们，孩子一出问题，轻则批评、否定，重则训斥、指责，甚至讽刺、挖苦、恐吓。长期处于这种缺少接纳、关爱、赞扬和肯定的环境中，幼儿便会怀疑自己的能力，缺乏自信心，产生自卑感，同时嫉妒同伴，于是，常常发生攻击性行为，如推倒同伴刚搭好的积木，或踩坏同伴的手工作品。他们会用攻击性行为来发泄其内心的不满情绪。

（2）对策

首先，家长和教师要树立正确的教育观。对幼儿的攻击性行为，我们应更多地强调爱、平静、温和的教育，特别要注意平时培养他们的爱心及善良、谦让、合作等良好品格，才能铲除孩子攻击性行为的土壤，切忌当孩子有了过失或攻击他人时，对孩子态度冷漠、粗暴对待，这样只能使孩子产生反感甚至对立。

其次，幼儿园与家庭教育要互相配合、协调一致。家庭成员间对孩子的态度也要一致，否则，教育的作用就会互相抵消，造成幼儿思想上的混乱或行为上的矛盾。对已形成品行障碍的儿童，应以心理治疗为主。在改善家庭环境的基础上，可根据孩子的心理特点，正确对待其行为表现，对有些行为习惯较顽固，则需实行行为矫正治疗和认知疗法提高幼儿辨别是非的能力，如给他们观看录像、表演、和孩子交谈等，设法让他们明确攻击他人的行为是不对的。作为教师和家长，既要向幼儿提出合理、具体的要求，也要耐心地、坚持不懈地培养，尤其对幼儿已形成的不良习惯应循序渐进地解决，让幼儿在反复实践的基础上，将良好行为转化为习惯。

2. 说谎

学前儿童中说谎的现象较多，成人对此也较敏感，甚至认为“说谎是小偷的开始”，这是不正确的看法，幼儿说谎有其特殊的原因。

（1）原因

①作为嬉戏性质的说谎。因为幼儿还不能将幻想与现实分开，故以说谎来满足自己的欲望，如看到别的小朋友有什么玩具，就说自己家里有很多很多。

②为保护自己而说谎。如打烂东西，怕成人责骂或体罚，说谎以保护自己。

③为引起别人注意而说谎。他们故意在说谎中掺入一些逗人的话，或用一些古怪的词，以引起别人注意，这类情况多见于没有朋友，或父母对其不太关心，又被集体忽略的幼儿。

（2）对策

虽然幼儿说谎有其特殊性，但应注意不能让孩子经常说谎。当发现孩子有这种情况出现时，应弄清缘由，给予关注和教育。尤其是当幼儿故意说谎并竭力否认时，在这种情况下多半是孩子拿了重要的东西或损坏了东西，认为承认了就要受骂挨打，因而故意说谎并竭力隐瞒。因为他们有了曾经说谎而受指责的经验，所以尽力设法抵赖。父母对这种说谎行为绝不可宽恕。为了关心与教育孩子改正错误，必须盘问清楚事实真相，但态度不可凶狠，亦不宜太严厉，否则孩子会增加顾虑而不吐真言。最好用温和平淡的语气去提问，使孩子的紧张心理松弛，会把事实真相讲出来。随后，再针对情况进行教育劝导。

六、其他心理障碍

1. 遗尿症

遗尿症是学前儿童中多见的排泄行为障碍，指5岁后仍尿床或尿裤，有原发性（一直遗尿）和继发性（曾已会控制小便半年以上，5岁后又再次遗尿）之分。

（1）原因

①婴儿期缺乏训练，造成持续性的遗尿状态。可见母亲及早对婴儿做规律的排泄训练是十分必要的。

②幼儿智能发育迟缓，不能预先告诉排尿，或是无法控制。对于这类幼儿，不仅是排泄问题，其他的能力也需要训练。

③心理精神创伤等心理原因造成。独自排尿后发生的遗尿，属继发性的。这种情况往往是有心理原因的，如父母关系不和或分离带来的精神创伤或者是环境改变（搬家、转学）都可能导致遗尿。这可以认为是一种退行现象，也称“装小孩”，指幼儿看到形势对自己不利，便从现已达到的发育阶段转回到前一发育阶段。这类幼儿晚上也会发生尿床现象，对他们采用惩罚的方法是无效的，解除其紧张情绪使其有安全感则很重要。

④特别神经质的幼儿对周围状况的一种敏感反应，出现尿频现象。新入园、受到斥责、和小朋友吵架等都可成为尿频的起因。对于这类幼儿应解除其焦虑的情绪并训练，同时，要注意是否有躯体原因如膀胱炎、尿道炎等。

（2）矫治和预防

①排尿训练：掌握小儿夜间遗尿的时间（多数是在睡熟后2～4小时内），提前唤醒起床排尿，也可利用闹钟、蜂鸣器或褥垫内唤醒器（稍遇湿，电路即感应接通，发出铃响），重复多次后，使患儿能形成条件反射，在排尿前醒来。

②避免过累：建立合理的生活制度，避免过度疲劳和临睡前过度兴奋，白天有1小时午睡，以免夜间睡眠过深。

③控制饮水：晚饭宜清淡，少吃稀的，控制饮水，可减少儿童入睡后的尿量。

④针灸、药物治疗：针灸有一定疗效，穴位有关元、气海、足三里、合谷、三阴交、阳陵泉等。服药需在医生指导下进行。

⑤消除可致小儿精神不安的因素。包括遗尿带来的心理压力，帮助患儿树立战胜疾病的信心，不要自卑，也不要满不在乎。

⑥治疗引起遗尿症的相关疾病（膀胱炎、尿道炎、蛲虫病、糖尿病）。

2. 多动症

儿童多动症也叫多动综合征或注意缺陷障碍，起病在入学前，而经常在入学后才被发现，原因还未有定论，可能与脑损伤、遗传、神经递质代谢异常、不良教育方式以及成人与儿童关系紧张有关。

（1）表现

儿童多动症的临床表现多种多样，其症状表现的高峰年龄是少年期，但常常在幼儿期甚至胎儿期就有多动不宁的表现，主要有以下几方面：

①活动过度

大多数患儿都有这个特点，顾名思义谓之为“多动症”。患儿整天不停地活动，跑来跑去，跳上跳下，劲头十足。他们喜欢无休止地搜索，翻缸倒罐，任意破坏物品。学龄期的患儿在课堂上常做小动作、吹口哨、尖叫、走动，另外患儿还伴有一些不良的习惯性动作如眨眼、歪头、咬指甲等。随着年龄的增长，患儿活动过度的症状也会加重，但青春期以后，症状就逐渐减轻，直至消失。

②注意力不集中

几乎每个患儿都有主动注意功能减弱的表现，他们不能专心玩耍一种游戏，对玩物只图新鲜，无论是看图书或是看电视，往往只能注视片刻，便要起来走动，或在座位上扭摆。相反，他们的被动注意都增强，外界的轻微变化都会引起他们的注意。这类症状在青春期后并不消失，而又以比较隐蔽的形式继续存在。

③情绪不稳，冲动任性

患儿的自制力很差，做事不考虑后果，他们极易受外界的影响而出现情绪波动，如对某些感兴趣的活动过度兴奋、激动，而稍不顺心，便动怒、发脾气，大喊大叫，他们易哭易笑，变化无常。

④感知觉及认识障碍

患儿会出现视觉运动障碍、空间位置觉障碍。如临摹几何图形时，没有整体的观点，画面安排缺乏计划性，有的患儿还常常不能识别左右，听觉的辨别能力差。有的患儿视听记忆困难和视听觉的相互转换困难，如听到的难以转换为相应的视觉形象。

⑤学习困难

患儿的智能、学习能力、受教育的环境条件等并没有明显异常，他们的学习困难主要是受注意力不集中所影响的。

⑥轻微的神经系统缺陷

对患儿进行神经系统检查，可能有某些缺陷，如轻度运动障碍，约有一半的患儿表现出活动不协调、动作笨拙，不会扣纽扣、不会用剪刀等。

⑦先天性缺陷

患儿轻度先天性缺陷较为常见，如各种耳畸形，目距过宽过窄、斜视，单一的手掌指纹，各种手指或足趾畸形等。

正常儿童本来活动量就存在很大差异，而且不同的父母、教师对儿童吵闹的忍耐性也各不一样，所以，判断儿童是否有多动症要特别慎重。

(2) 治疗

儿童多动症的治疗应从生物、心理、社会三方面着手进行。

①生物方面：主要是改善身体状况和应用药物。

②社会方面：主要是协调学校和家庭的关系，家长在治疗中有关键性的作用，应为孩子创造一个和谐、温暖的家庭气氛，耐心、细致地对孩子进行辅导。

③心理方面：主要是对患儿进行行为矫正治疗、教育和训练。教师应给患儿以更多的爱心，避免当众批评，尽量将患儿吸引到有益于身心健康的活动中来。

3. 吮吸手指

婴儿吮吸手指极为常见，随着月龄增加，这种行为会逐渐消退。在幼儿中，若仍保留这种幼稚动作，成为习惯，应及时纠正。

(1) 危害

①幼儿吮吸手指的行为会受到非议，而使幼儿感到紧张、害羞。

②易引起肠寄生虫病、肠炎等疾病，且可引起手指肿胀、发炎。手指（特别是指

甲缝中）有许多细菌，吸吮、叼咬手指会使细菌进入人体。

③妨碍面容的和谐。儿童正处于生长发育时期，吸吮手指或用嘴叼咬东西会使上颌的前牙前伸，形成上下牙深复合（俗称龄牙）；也可能使下颌及下前牙前突，产生反咬合（俗称“地包天”）。无论是深复合或反咬合都会造成牙齿咬合不齐，不仅影响美观还会影响咀嚼功能。在口腔矫形中，不少孩子的咬合不齐都是由于长期吸吮手指或叼咬东西造成的。

④影响牙齿的咀嚼功能。

（2）原因

①婴儿期喂养不当，不能满足其吮吸欲望。

②缺乏环境刺激和爱抚，导致婴儿以吮吸手指来抑制饥饿或自我娱乐。

（3）矫正方法

①可用玩具、图片等幼儿喜欢之物，或感兴趣的活动去吸引其注意力，冲淡吮吸手指的欲望，逐渐改掉固有的不良习惯。

②家长要耐心、冷静地纠正儿童吮吸手指的行为。对于这类患儿切忌采用简单粗暴的教育方法，不要嘲笑、恐吓、打骂、训斥，更不要使用在手指上涂苦味药或裹上手指等强制方法。因为这样做，不仅毫无效果，并且会使儿童感到痛苦、压抑、情绪紧张不安，甚至产生自卑、孤独等情况。而且一有机会，孩子就会更想吮吸手指，而使吮吸手指的不良行为顽固化。

③最好的方法是了解儿童的需求是否得到满足。除了满足孩子的生理需要（如饥渴、冷热、睡眠）外，要丰富孩子的生活，给孩子一些有趣味的玩具，让他们有更多的机会玩乐。还应该提供有利条件，让孩子多到户外活动，和小伙伴们一起玩，使孩子生活充实、生气勃勃。分散对固有习惯的注意，保持愉快活泼的生活情绪，使孩子得到心理上的满足。

④从小养成良好的卫生习惯，不要让孩子以吮吸手指来取乐，要耐心告诫孩子，吮吸手指是不卫生的，不仅会引起手指肿胀、疼痛，影响下颌骨的发育及牙齿变形，而且容易把大量的脏东西带入口内，引起消化系统疾病及其他传染病。

⑤孩子一吮手指，父母就要制止。每当孩子吸手指时，应以严厉的目光注视孩子，并以坚定的口气说：“不行!”同时分散孩子的注意力，当吸指行为有所减少，就要及时鼓励和表扬，并要向孩子说明，只要能减少这种行为，控制这种行为，他就会得到奖励，采用这种“正强化”治疗，可有明显的效果。但这不是一天两天就能改正的，父母要有耐心，不厌其烦，不要因此打骂孩子，否则他会有对立情绪，拒绝你的帮助。

4. 儿童精神分裂症

儿童精神分裂症是指发生于儿童期（一般指 14 岁以下）的一种精神病。儿童期精神分裂症的发病率较成人低。国内有关儿童或少年精神分裂症的报道，发病年龄最小者 3 岁，以 12～14 岁占多数，男性比女性多。

（1）病因

与成人的精神分裂症一样，迄今病因还不清楚，目前认为可能与下列因素有关：

①遗传因素

本症患儿家族中有精神病遗传史的发生率较高（16%～64%）。研究发现儿童精神分裂症的遗传方式以多基因遗传可能性为大，其遗传度为70%，一级亲属中本症发病率：父母为4.0%；同胞为6.7%。有人认为父母同患精神分裂症，其子女患精神分裂症的危险性为40%左右；父母之一患本症其子女发生同病的危险率为7%～17%，表明遗传因素具有重要作用。

②器质性因素

本症患儿有围产期损害史较为常见。神经系统发育成熟延迟、神经系统检查有软体征和脑电图异常亦较多见，近年来研究发现精神分裂症患儿诱发电位P300潜伏期显著缩短及波幅降低；头颅CT扫描、磁共振影像（MRI）等研究结果，提示额叶、基底节、颞叶损害与精神分裂症密切相关。

③心理社会因素

儿童受到强烈精神创伤，如父母离异、亲人死亡、升学未成等生活事件诱发精神分裂症者较为常见，而且心理社会因素对于病程的延续及预后也有重要影响。

④病前性格特征

本症患儿病前性格多为内向，在性格偏异或不健全基础上，受到环境因素的影响，增加发病的危险性。

⑤生物化学因素

这方面在儿童精神分裂症研究较少。一般认为本症与中枢多巴胺能系统活动过度、去甲肾上腺素能功能不足有关。有些研究发现本症患儿血浆多巴胺β-羟化酶增高，而胆碱能系统受抑制。

（2）表现

精神分裂症的早期，可类似于神经官能症（如精神萎靡、注意力不集中、失眠等），或表现出情绪障碍（如焦虑紧张、异常恐惧、无故哭闹等），或有性格改变（如生活懒散、不讲卫生、好发脾气等），或行为表现不良（如不服管教、特别调皮等），以后会逐渐出现喜怒无常、胡说八道、视听幻觉、盲目攀比、智能障碍等表现。

患精神分裂症的孩子，过去可能是一向聪明、伶俐、好学、懂事、讨人喜爱的孩子，但在一些诱因或原因不太明显的情况下，逐渐变得孤僻、退缩、迟钝，生活懒散，不知道讲卫生，就连梳头、洗漱还需要家长督促。尤其是对父母，往往表现冷淡，没有礼貌，甚至仇视、怀疑；对学习厌倦，不愿上学，学习成绩明显下降或认为同学们欺侮他（实无此事）。较大儿童可出现妄想（病态的信念或判断推理，用摆事实、讲道理的方法不能使其纠正），如患儿认为不是父母亲生的“非血统妄想”，有人陷害自己的“被害妄想”等。严重的时候，自己和自己讲话，不断发音、傻笑、对空喊话、出怪相。有的还会出现幻觉，说屋里有恐怖可怕的东西，或出现离奇古怪没有现实意义的想法。有时拒绝吃饭，沉默不语，到处乱闯，甚至有撕坏衣服、毁坏东西等破坏行为。

（3）预防及治疗措施

为了预防孩子患精神分裂症，父母的教育是重要的。对孩子既不能采用封建家长式的管教，也不该百依百顺，迁就溺爱。因为前者会伤害孩子的自尊心，限制儿童个性的发展。后者则会养成孩子的依赖性，娇生惯养。这样的个性发展，都会使孩子在不利的刺激因素下，产生精神异常的可能。这在儿童精神分裂症发病过程中是屡见不鲜的。

本症疗法基本与成人相近似，主要采取抗精神病药物治疗、心理治疗和教育训练相结合，各种治疗的选择，除了根据临床主要症状之外，还要结合患儿具体情况，如年龄、躯体发育、营养状况加以全面考虑。

第二节　学前儿童心理健康教育

随着科学技术的飞跃发展，社会经济和文化的迅速变革，市场经济大潮的冲击，价值观念的多元化，离婚家庭的增多，以及独生子女教育的问题等，使当今的孩子出现的心理困扰比以往更为突出，如意志脆弱、经不起挫折、以自我为中心、合群性差、依赖性强、独立自主能力差等。新《幼儿园教育指导纲要》提出：“在重视幼儿身体健康的同时，要高度重视幼儿的心理健康。”身体健康是心理健康的物质基础，身体不健康会带来许多心理疾患；反过来，心理问题也会影响身体健康，酿成多种疾病，而世界卫生组织的口号是“健康的一半是心理健康”。如何帮助今天的孩子提高心理素质，健全人格，增强承受各种心理压力和处理心理危机的能力，迎接明天社会的严峻挑战，这是我们教育工作者所面对的迫切问题。从心理学角度讲，教育过程就是在儿童已有心理发展水平的基础上，根据儿童的心理需要，采取正确的教育策略和手段，促进幼儿心理健康发展的过程。因此，加强幼儿心理健康教育，提高他们的心理素质已势在必行。

一、影响学前儿童心理的因素

1. 社会的影响

在当今知识信息时代，人们获取各种信息的渠道便利快捷，孩子们也深受影响。在拓宽视野、丰富知识面、娱乐生活的同时，一些不良因素的内容也会给孩子造成负面影响。社会环境因素对幼儿心理健康的影响主要体现在幼儿所生存的环境、社会经济地位、社会稳定性和社会文化等几个方面。如果长期在缺乏安全感的环境中生活，幼儿的心理健康将受到严重的影响。为了幼儿的心理健康发展，我们要关注幼儿的心理安全需要，让幼儿在一个宽松、愉快、没有外在心理压力的环境中健康茁壮地成长。

2. 家庭的影响

父母是孩子的第一任教师，幼儿最初经历的教育主要是由家庭提供的。现在大多数的独生子女家庭，都是二加一的简单结构，孩子缺少同伴交流玩耍，和他们相伴的大多是玩具、电视、游戏光盘等。幼儿生活空间的狭小，造成很多孩子不善于与人交往，胆小，独立性差。再加上一些外因，如父母离异，家长心理不够健康，行为表现粗鲁，综合素质差，忽视和孩子进行平等的交流等，长此以往，势必影响孩子的心理健康。特别是一些家长满足孩子物质需求的同时，却忽视了精神需求。家长对孩子过于溺爱，总是认为吃好穿好学习好就可以了，而忽视了孩子在品德、心理、精神等方面的教育。家长对孩子事事包办，致使孩子丧失了许多动手实践的机会，被剥夺了体验成功的快乐。同时，由于父母的过度保护，使孩子养成了依赖心理强，胆小，独立解决问题的能力差，以自我为中心，任性霸道的性格。所以家长在教育孩子时应以身作则，尊重孩子，多与孩子沟通交流，孩子的点滴成就都应该得到表扬和鼓励。生活在宁静而愉快的家庭中的孩子与生活在气氛紧张家庭中的孩子，性格上有很大差别。如果家庭中父母关系融洽，孩子在家里愉快，就会有安全感，信心十足；如果父母关系紧张，经常发生口角，则会使孩子情绪不稳定、紧张和焦虑，缺乏安全感，对人不信任，长期忧心忡忡，担心家庭悲剧发生，害怕父母迁怒于自己而受处罚，严重影响了心理的健康发展。因此作为家长，要着力营造宽松和谐的家庭气氛，要保持积极、乐观、向上的态度，消除不良情绪的干扰，保持良好的心境，为孩子的健康成长提供良好的环境。

3. 教师的影响

幼儿园的教育目标、教育方法、教师的教学态度；幼儿群体的人际关系、师生关系；怎样教孩子做人，做一个身心和谐发展的人，教师的一言一行、教育方法等，都将影响幼儿的心理健康。幼儿教师的工作有其特殊性，烦琐复杂，每日与幼儿接触时间较长。所以，要想让幼儿身心得以健康和谐地发展，教师首先要保持心理健康，掌握一些相关的幼儿心理健康知识，以利于其树立正确的儿童观、教育观，懂得运用科学的教育方法对幼儿进行教育。教师性情温和、快乐、有幽默感；关心体贴孩子、帮助幼儿树立自信心，当孩子遇到困难时鼓励他们克服困难，体验成功的快乐；对幼儿公平、尊重；活动有方法、上课有情趣。这样的教师势必会营造一种健康向上的教育氛围，潜移默化地影响幼儿，才会有利于幼儿的心理健康。反之，则有可能造成学生的师源性心理健康障碍。教师在日常生活中要多给幼儿自由活动时间。自主活动是幼儿心理健康成长所必需的，幼儿生性好动，每个幼儿都有自主活动的心理需要，自由的活动可以缓和、宣泄紧张的心理及情绪，使幼儿心情放松，感到快乐。所以我们应该创造条件，尽量满足幼儿各种合理的心理需要，以便能更好地促进幼儿心理的健康发展。

二、幼儿园如何促进幼儿的心理健康

1. 幼儿园心理健康教育的措施

幼儿期是人生历程中心理发展速度最快的时期，一个人心理发展的许多关键期都处于这一阶段。幼儿园及家庭教育的好坏对幼儿的健康心理的形成极为重要。幼儿园中整个集体或班集体，是幼儿生活的一个主要环境。这个环境建设得好与不好，对幼儿心理发展影响深远。一个积极向上、相互团结、相互尊重、相互关心、热情快乐的班风、园风，能使幼儿的心理得到健康的发展。幼儿的心理健康是幼儿人格完善的必要条件，是幼儿的精神与发展的内在基础。有了心理的健康，幼儿就可能有充分的发展。反之，若是缺少了心理健康，那么幼儿的发展就会受到限制，在其以后的发展就有可能出现人格障碍或心理疾患。

（1）创设良好环境，保持积极的情绪。幼儿园环境包括实物环境、心理环境、语言环境等多层次、多侧面的环境。实物环境是指教室中实物的摆设；心理环境是指教师与幼儿之间的态度及情感交流的状态；语言环境是指幼儿园中人与人的语言是否文明有礼，民主平等。幼儿园环境的好坏直接影响幼儿的情绪变化。情绪是人对外界事物是否能够满足自己的需要而产生的一种体验，是心理变化的主体。如果需要得到了满足，人就会产生高兴、满意等肯定性的积极情绪；反之会产生愤怒、不满等否定性的消极情绪。创设良好的幼儿园环境是满足幼儿需要，形成良好心理素质的重要保证。幼儿园的环境要符合幼儿的心理特点，教室及活动场地宽敞明亮，空气清新，没有噪声及污染源。教室布置活泼、大方。教学要有科学、系统的教学计划和教育目标。教师要有健康的心理素质、高尚的情操，能理解尊重幼儿，有宽容的态度，有积极合理的语言动作，能引起幼儿信任和主动接近。心理健康具有很大的感染性，加之幼儿心理发展又有易感染性，他们很容易受到教师的影响。在教师和幼儿相互交往过程中，如果教师心理失常或心理不健康，那么就会在有意无意中把一些不健康因素传染给幼儿，进而影响幼儿心理的健康发展。因此教师要拥有一个健康心理，也是幼儿心理健康工作的一个极其重要的条件。幼儿和同伴之间友好相处，互助互爱。在幼儿园的环境中幼儿一直保持愉快、积极的态度，对幼儿健康心理的形成具有非常重要的作用。

（2）发挥游戏功能，保持愉快的心境。儿童入幼儿园后，要引导他们积极参加各种集体活动，在集体活动中，使他们学会关心他人、尊重他人、团结互助，学会与他人平等相处并通过集体活动来逐渐培养幼儿良好的心理素质，也可使幼儿一些不良行为习惯和错误心理观念等得以纠正。游戏是幼儿最喜爱的活动形式，在游戏中，幼儿能扮演各种角色，重现周围人们的语言、动作和态度，需要得到满足，体验到巨大的快乐。游戏具有自由性、趣味性、虚构性、社会性、实践性的特点。参与游戏可以促进幼儿身体的发展；游戏通过对现实生活的反映，可以巩固和丰富知识面，促进他们智力和语言的发展；游戏促进了幼儿之间相互交往能力、协调能力和合作意识。游戏培养了幼儿为别人着想、助人为乐和礼貌待人等良好的心理品质。教师了解游戏的作用，善于利用游戏的教育价值，使幼儿在游戏中潜移默化地学习知识、体会快乐，使幼儿在活动中因得到锻炼而日益坚强、日渐开朗，从而形成一种积极正常的心态。

（3）坚持正面引导，形成健康的自我意识。自我意识是主体对其自身的意识，渗入了主体本身的情感和意志活动。自我意识对人的心理活动和行为起着调节作用。幼儿自我意识受各种因素影响，不成熟、不稳定。教师应积极引导，帮助幼儿建立健康的自我意识。在教学中教师要结合本班幼儿的实际发展水平、经验及个体差异制定切实可行的活动目标，选择适合的活动内容，并认真做好充分的准备，包括物质材料准备和知识准备。在生活中要让幼儿接受教师的爱，就要让幼儿懂得教师的爱。为此教师就要懂得一些向幼儿表露爱的技巧，如关切地说上一句，或轻轻地抚摸一下头，也是爱的表示。这些看似简单、平常的言行，可以让孩子觉得快乐，使孩子在爱的氛围感受爱、享受爱，并学会关爱他人。幼儿自我意识的发展，主要表现为自我评价的发展。幼儿受认识水平影响，自我评价能力不高，常依赖于成人的评价，幼儿学习评价主要通过成人正确评价的示范。教师应细致了解和观察每一个孩子的特点和亮点，以积极的态度对待幼儿，客观、具体、明确地评价幼儿。对于幼儿的进步给予表扬和鼓励，对于幼儿不足的地方给予帮助和引导。在教育活动中为幼儿营造平等、宽松、支持的心理环境，多用鼓励的方法，因人而异地指导幼儿，使幼儿在学习中能经常体会成功的快乐，拥有一定的自信，形成健康的自我意识。

2. 幼儿心理健康的培育

《幼儿园教育指导纲要》明确提出，幼儿园必须把保护幼儿的生命和促进幼儿的健康放在教育工作的首位，树立正确的健康观念，重视幼儿身体健康的同时，高度重视幼儿的心理健康。因此幼儿园的保教工作，已不再仅仅是对幼儿日常生活的安排和护理、身体的保健与保育，以及生长指标的达标，而是应关注幼儿的情绪和需要，使他们养成健康的行为习惯，形成积极合理的生活态度和生活方式，促进幼儿身心发展。

(1) 培养良好的生活习惯。幼儿期是人的一生身心发展，尤其是大脑结构和机能发展最为旺盛的时期，幼儿良好生活习惯的形成也在这个阶段。良好的生活习惯有益于幼儿情绪饱满、情绪稳定。俗话说："五岁成习，六十亦然。"这句话说明了幼儿期良好生活习惯的养成对人的一生的影响。好的生活习惯不仅关系到幼儿的身体健康，而且关系到对幼儿的自信心、意志品质、交往能力的培养。从孩子出生的那一天开始，就要注意他良好生活习惯的养成。要营造科学的生活环境，理性地对待孩子的需求，包括建立合理的作息制度，科学搭配孩子的饮食，避免孩子偏食、挑食，积极的锻炼与合理的膳食是孩子健康的保障。在生活中避免对孩子过于溺爱、事事包办，成人没有必要把他们的一切包揽起来，如果过度照顾、过度施爱，就会增强孩子的依赖性，甚至使孩子产生"我不行"的自卑感，影响身心健康。因此，我们应该放手让孩子做力所能及的事，鼓励孩子自己能做的事自己做，培养幼儿良好的生活、行为习惯。

(2) 培养心理承受能力，锻炼坚强的意志。随着独生子女家庭生活水平的提高，父母对其宠爱有加、呵护备至，许多孩子生活在衣来伸手、饭来张口的环境中。当他们真正面对学习、生活、交往中的一些困难或压力时，往往不知所措。他们什么事都依赖父母或老师，缺乏独立意识，缺乏战胜困难的信心和勇气。所以教师要锻炼幼儿克服困难、解决问题的能力。幼儿在日常生活、游戏中会遇到各种各样的困难，这时要鼓励孩子大胆去做，自己动脑筋去解决问题，不怕失败，孩子的活动遇到困难、挫折时也要因势利导，鼓励他们通过多方面的努力解决问题，不要轻易放弃克服困难的尝试。帮助他们想办法尽量完成，使他们体会到成功的乐趣，逐渐增强孩子的自信，使他们觉得"我可以、我能行"，从而承受得起挫折。培养幼儿的生存意识，提高幼儿适应能力，使他们敢想敢做、勇于进取。在日常的教育中善于让孩子去承担他应该承担的义务，就是让孩子清楚什么是对的，什么是错的；什么该做，什么不该做，从小就正视自己遇到的每个问题，勇于面对自己的不足，敢于展现自己的长处，养成锲而不舍的良好习惯，让幼儿获得成功的喜悦和满足感，成为克服困难的动力，从而形成一定的进取精神。

(3) 培养良好的社会交往能力。交往不仅是一种建立人际关系的社会机制，也是塑造幼儿性格、培养幼儿品德、提高幼儿能力，使幼儿从个体走向社会的重要实践活动，对幼儿身心的健康发展有着很大的促进作用。孩子并非生来就知道如何适应社会生活，教师要帮助幼儿学习如何与人接触交往，逐渐掌握符合社会要求的行为方式，能初步根据社会规范调节自己的行为，发展交往能力。在日常生活中要多创造幼儿与其他儿童合作的机会。而游戏是幼儿最乐于参与的活动，在游戏活动中培养幼儿交往的兴趣与能力是一条重要途径。幼儿在游戏中，以愉快的心情，兴趣盎然地再现着现实生活。幼儿在游戏中学会交往、学会合作，对老师的启发、诱导很容易接受。教师在活动中有意识地对幼儿进行交往技能的培养和训练，从而培养幼儿的合作能力，促进同伴间友好相处、团结协作、共同分享等方面的品德形成，使幼儿摆脱自我中心主义的倾向，愉快的交往经验可以提高幼儿的自信心，加深幼儿间的共同感受，增加相互帮助的机会，使幼儿在学习自己解决与同伴间纠纷的过程中，逐渐意识到要克制自己的欲望，考虑别人的意见，加深幼儿之间的友谊，增强社会交往的能力。如与年龄相仿、地位平等的伙伴共同游戏，使孩子体会到对别人好，别人也会对你好，攻击别人，别人也就不会喜欢自己，相互商量能解决问题，争抢玩具反而遭到抵制。让幼儿交流各种交往方法，体验交往的乐趣。在交往中形成友爱、合作、顾全大局等良好的行为，为社会交往能力的形成打下坚实的基础。

思考与练习
SIKAOYULIANXI

1. 幼儿心理健康的标准是什么？幼儿的心理一般具有什么特点？
2. 试分析真正健康的人应该具备哪些因素。
3. 幼儿情绪障碍有哪些表现？应如何进行矫正？
4. 因为什么使得幼儿会有攻击性行为？对于具有攻击性行为的幼儿应如何进行矫正？
5. 幼儿精神疾病主要有哪些症状？如果你在工作中遇到这样的孩子你会怎样对待？
6. 影响幼儿心理健康的因素有哪些？试述幼儿园教师对幼儿心理健康的影响。
7. 谈谈幼儿教师要如何培养幼儿的健康心理。

第八章　集体儿童保健

学习目标

1. 了解托幼机构保健工作的意义和任务。
2. 了解保健医室的职责。
3. 掌握托幼机构保健工作的主要内容。
4. 了解托幼机构的卫生学要求。

第一节　托幼机构卫生保健工作的意义和任务

一、托幼机构保健工作的意义

保健工作是托幼机构中的一项非常重要的工作，是实现托幼机构教养目标和管理目标的重要条件，是促进婴幼儿身心和谐、健康发展的重要保证。集体儿童保教机构中的保健工作，历来受到党和政府的重视。1978 年，为了加强集体儿童保教机构的保健工作，全国妇联、全国总工会、教育部、卫生部等联合召开了全国托幼工作会议。中共中央和国务院于 1979 年联合转发了这次会议的纪要，指出“做好婴幼儿保健和教育工作是党和国家的一项战略任务”。随后，国家卫生部妇幼卫生司制定了《三岁前教养大纲》《城市托儿所工作条例》《托儿所幼儿园卫生保健制度》等，对托幼机构开展早期教育及卫生保健工作提出了具体要求。健康的身体是婴幼儿身心和谐发展的基础。因为婴幼儿正处在生长发育较快时期，身体的各器官、组织的发育及其功能尚不完善，免疫力较弱，易感染疾病，甚至影响其心理的健康成长，造成心理障碍的发生。因此，就特别需要加强集体儿童保教机构的保健工作，积极贯彻预防为主的方针，使集体生活的婴幼儿健康成长。

二、托幼机构保健工作的任务

托幼机构保健工作的根本任务是在集居的条件下，教师、保育员、医务人员、保健人员等共同配合，保障和促进婴幼儿的身心健康成长，使儿童的身体健康和心理健康两个方面和谐与协调，而且做到保育工作与教育工作相结合，实现保教统一。保健工作的具体任务是：

(1) 建立合理的托幼机构常规管理制度，加强婴幼儿生活护理及教养，促进儿童的身心健康成长。

(2) 加强饮食营养管理，根据不同年龄儿童生长发育的需要，为儿童提供合理的膳食，防止发生各种营养缺乏性疾病。

(3) 建立、健全健康检查制度，定期体检，并对儿童进行生长发育监测，对发现的问题及时进行干预和矫治。

(4) 贯彻“预防为主”的方针，做好预防接种、消毒隔离等工作，控制及降低传染病的发病率。

(5) 开展体格锻炼，组织丰富多彩的健身活动，增强儿童体质及抗病能力。

(6) 开展安全教育，培养儿童的安全意识，并采取相应的安全措施，防止意外事故的发生。

(7) 创设良好的生活和娱乐环境，房舍、场地、设施、教学、活动、游戏等应符合卫生学和教育学的要求。

(8) 逐渐培养儿童的良好卫生习惯、健康的适应性行为及良好的道德品质，促进儿童身心健康、和谐地发展。

三、保健医室的职责

为了保证托幼机构保健工作的顺利开展和工作效果，保教机构要有专门的保健人员或保健医生，设置儿童保健室，负责组织本机构的卫生保健工作。

(1) 根据卫生部门的要求和托幼机构工作安排，制订园所卫生保健工作计划，健全卫生保健制度，并督促检查执行，发动和依靠全园人员做好卫生保健工作。

(2) 按时完成或提醒家长按计划完成儿童各项预防接种工作，定期做好儿童体格检查，测量儿童身高、体重及其发育状况，并对儿童进行生长发育监测。

(3) 督促保教人员搞好班级卫生保健工作，发动全体保教人员做好经常性的清洁消毒，搞好环境卫生，定期组织检查，做好记录和分析。

(4) 组织、协调晨间检查，督促保教人员组织儿童户外锻炼，并注重对儿童的全天观察，发现问题及时处理并做好记录。

(5) 定期与炊事人员共同研究儿童伙食管理，根据儿童身体生长发育的需要，协助制定每周食谱，保证为儿童提供合理的营养。

(6) 做好传染病的预防、监控和管理工作，如有发生及时上报，并及时采取有效措施，严格控制传染病的蔓延流行。

(7) 建立完整的保健工作档案。

(8) 采取多种形式，对园所内所有人员及儿童家长进行卫生保健科普宣传，提高大家对卫生保健工作重要性的认识。形成园所、家庭、社会的合力，共同做好儿童卫生保健工作。

第二节　托幼机构保健工作的主要内容

一、健康检查

健康检查是集体儿童保教机构卫生保健工作的重要内容。健康检查分为不定期健康检查和定期健康检查。

(一) 不定期健康检查

不定期健康检查主要有入园前健康检查、晨间检查和全日观察等。

1. 入园前健康检查

儿童进入幼儿园之前都要进行体格检查，通过检查可以了解儿童的生长发育及健康状况，以判定儿童是否适合过集体生活，并预防将传染病带入幼儿园内。体格检查一般在特约医疗单位进行。健康检查的主要项目：

(1) 了解儿童健康情况、有无传染病及慢性病史。

(2) 了解预防接种完成情况。

(3) 了解近期有无传染病接触史。若有传染病接触史者，需做相应的检查，经检查确无传染可能者，方可入园，否则不准入园。

(4) 测量身高、体重。

(5) 做全面体检。儿童入园前的健康检查，只在一周内有效，若超过一周需重新检查。

2. 晨间检查

晨检的主要目的是防止儿童将传染病及危险品（如小钉子、小刀子、玻璃片等可能造成创伤的小东西）带到园（所）内。检查可在日托儿童每天入园时，全托儿童早晨起床后进行。应由有经验的保健人员和教师认真执行，不要流于形式。要认真按照晨检要求，做到一摸（是否发烧）；二看（观精神，五官、皮肤等）；三问（在家饮食、睡眠、大小便，有无咳嗽、腹泻等症状）；四查（根据传染病流行情况对易感儿进行检查，同时检查有无可能造成外伤的物品、器械携带入园）。

3. 全日观察

保教人员结合日常工作，随时注意观察儿童有无异常表现。观察的重点是儿童的精神、食欲、大小便、体温及睡眠情况。儿童活泼好动，若表现出不爱玩、乏力等现象，往往是生病了。平时食欲旺盛，突然吃不下饭，恶心、呕吐；平时入睡快，睡得安稳，现在入睡困难或睡眠不安；大便次数增多，小便颜色异常等，均应查找原因。

保健人员每日午、晚间（整托）应巡视各班级一次，对可疑情况及时处理，做好记录，并掌握儿童缺勤情况，及时了解缺勤原因，如系传染病，则对该班的儿童及时采取预防措施，对环境进行彻底的消毒处理。

（二）定期健康检查

一般所说的“健康检查”主要是指对地段内 0～6 岁的散居儿童和幼儿园的集体儿童，按要求时间进行的定期体格检查。

通过对儿童做定期体格检查，可全面了解儿童的生长发育及健康状况，定期评价儿童体格发育的水平，并检查有无不利于儿童生长发育的因素，及时加以干预，对体检中发现的健康问题给予矫治，对体弱儿童建立档案以便加强管理。凡患中度以上贫血、活动期佝偻病的儿童，应建立体弱儿童管理卡片，对体重增长不良的儿童，应使用生长监测图进行管理。定期体格检查应由居住地所属的医疗保健单位来负责。1 岁以内的婴儿分别在 3、6、9、12 个月时各进行体检一次。1～3 岁的幼儿应每半年体检一次，3 岁以上的学龄前儿童应每年体检一次，6 周岁时做一次总的健康评价。父母要关注孩子的体格检查，应按照预约时间与地点按时进行。

（三）工作人员体格检查

儿童保教机构的工作人员参加工作前，须经特约医疗单位按常规进行全面体格检查。检查合格者方可上岗，并每年按要求参加体检。体检不合格者暂时调离工作岗位。

二、制定合理的生活日程

合理的生活日程是根据儿童保教机构的教养目标和儿童的年龄特点，以及儿童身心发展的规律，将儿童一日生活的主要内容如睡眠、就餐、活动、游戏、学习等每个生活环节的时间、顺序、次数和间隔时间等给予合理的安排，以保证儿童一日生活有规律地进行。

（一）制定合理的生活日程的意义

1. 保护儿童神经系统的正常发育

（1）形成动力定型

将婴幼儿一日生活中的主要环节，如起床、早操、盥洗、进餐、游戏、户外活动、睡眠、作业等加以合理安排，使儿童养成习惯，到什么时间就知道该做什么，生活会更有规律，吃饭时食欲好，就寝时入睡快，游戏时精力充沛，作业时精神集中，从而节省了神经细胞的能量消耗，收到“事半功倍”的效果。

（2）保证劳逸结合

婴幼儿的大脑皮质功能发育不够成熟，对长时间的刺激耐受力小，在从事某种活动后，大脑皮质的相应区域将由兴奋转入抑制，出现疲劳。合理安排生活制度，不断变换活动的内容和方式，使大脑皮质的“工作区”与“休息区”轮换，保证劳逸结合，可以预防过度疲劳，以免伤害脑细胞。

（3）保证睡眠时间

婴幼儿需要较长的睡眠时间进行休整，合理安排生活制度，使睡眠时间有保证。

2. 保护消化系统的正常功能

婴幼儿时期消化系统的功能发育尚未成熟，消化能力弱，但由于生长发育迅速，对能量和各种营养素的需要量又相对较多，制定合理的进餐次数和时间间隔，可保证儿童的食欲，使婴幼儿获得足够的营养。

3. 便于更好地安排教育活动

在组织好婴幼儿一日生活的基础上，才能有效地进行各种教育活动，使婴幼儿获得各种知识、技能，并养成良好的生活和行为习惯。因此，组织好婴幼儿的一日生活是完成早期教育任务的一个重要保证。

（二）制定一日生活日程的依据

婴幼儿的一日生活日程应根据婴幼儿的心理和生理特点，结合教育上的要求和卫生保健原则来制定（见表8-1）。

（1）考虑儿童年龄的特点，应根据婴幼儿的年龄来规定进餐、睡眠、户外活动和作业的时间。如年龄小则睡眠时间长、次数多，而每次活动、学习的时间短。

（2）结合季节做适当调整。夏季，早晨起床早，中午可延长午睡时间，晚上推迟上床睡觉时间。冬季，早晨起床晚，可缩短午睡时间。其他主要生活环节也要做适当调整。

（3）适当考虑家长接送的需要，并使儿童的家庭生活时间能与托幼机构的生活安排相衔接。

表8-1　7岁前儿童一日生活活动时间分配

年（月）龄	次数/次	饮食时间间隔/小时	活动持续时间/小时	睡眠			
				白天		夜间/小时	共计/小时
				次数	持续时间/小时		
2～3个月	7	3～3.5	1～1.5	4	1.5～2	10.5	16.5～18.5
3～6个月	6	4	1.5～2	3	2～2.5	10	16～18
6个月～1岁	5	4	2～3	2～3	2～2.5	10	14～17
1～1.5岁	4	4	3～4	2	1.5～2	10	13～14
1.5～3岁	4	4	4～5	1～2	2～2.5	10	12～14
3～7岁	4	4	5～6	1	2～2.5	10	12～13

（三）一日生活各个环节的卫生学要求

学前儿童的一日生活主要包括来园（所）、晨间锻炼、学习、游戏、进餐、盥洗、如厕、睡眠、散步、户外活动、离园（所）等。

1. 来园（所）

儿童来园（所）之前，教师要先做好活动室的通风和清洁工作。每一位儿童来园（所）时，都要接受晨检，保健教师要掌握全园儿童的健康状况，发现可疑情况要及时处理。家长带来的药物，应标明儿童姓名、所在班级、用法及用量，交给保健教师，由保健教师按时给儿童服药。

2. 晨间锻炼

要注意晨间锻炼的形式变化，激发每一位儿童参加锻炼的积极性。晨间锻炼的运动量由小开始，不宜过大，运动量过大会使儿童很快产生疲劳，妨碍一天的正常生活。

3. 学习与游戏

保教机构应为学前儿童安排多种多样的学习活动，促进儿童的全面发展。每次学习或作业的时间，随儿童年龄的增长逐渐延长，但一般情况下，小托班不超过 10 分钟，大托班不超过 15 分钟，小班不超过 20 分钟，中班不超过 25 分钟，大班上学期不超过 30 分钟，下学期可延长至 35 分钟左右，注意与小学每节课时间的衔接。学前儿童的学习形式以游戏为主，寓学于乐。

游戏是学前儿童学习的主要形式，也是他们一日生活的基本活动形式。游戏的开展要尊重儿童的意愿，并尽可能在户外进行。

4. 进餐

学前儿童胃排空的时间为 3～4 小时，两餐间隔时间也以 3～4 小时为宜。要鼓励儿童不偏食、不挑食。培养良好的用餐习惯。就餐室必须符合卫生要求。餐具用后即洗净消毒，以备后用。

5. 盥洗

要教给儿童洗手、刷牙和洗脸的正确方法，提醒儿童饭前便后要洗手。盥洗用具专人专用，毛巾、杯子每天消毒。

6. 如厕

培养儿童每天定时大便的习惯。严禁以坐便盆惩罚儿童。对中、大班儿童，可教其便后擦拭干净的方法。

7. 睡眠

儿童年龄越小，需要睡眠时间越长。保教机构应每天安排一次午睡。要根据季节和气温的变化，及时更换被褥。被褥要经常曝晒。

8. 散步

在天气许可的情况下，应让儿童坚持户外散步。饭后散步时，要提醒儿童不要奔跑。

9. 户外活动

学前儿童每天至少要有3～4小时在户外活动，全日制幼儿园每天应组织2小时以上的户外活动，寄宿制幼儿园应组织3小时以上的户外活动。户外活动不仅要在温暖季节进行，寒冷季节也要进行，但要注意儿童保暖。

10. 离园（所）

儿童离园（所）时，教师应提醒其穿好衣服，并把儿童交给家长。如儿童当日或当周有身体不适或其他特殊情况，应向家长说明。儿童全部离园（所）后，教师与其他工作人员应将教室、活动室卫生打扫干净，关闭电源，关好门窗。

（四）执行生活制度的注意事项

1. 坚持执行

一日生活日程制定以后，就要坚持执行，不随便变更，才能起到预期的作用。

2. 保教结合

通过一日生活的各个环节，对儿童进行生活护理、卫生保健和培养教育工作。

3. 家园同步

争取家长配合，能根据儿童一日生活规律安排好儿童的家庭生活，特别是在节假日也安排好儿童的一日生活，饮食、起居有规律，避免发生“星期一病”（因节假日贪食、玩得过累，周一则发烧、消化不良、感冒等）。

4. 个别照顾

对体弱多病的儿童，要给予特殊照顾。

5. 培养良好的卫生习惯

良好的卫生习惯包括大小便、饮食、盥洗、劳动与互助，以及生活自理能力等，它是发展儿童智力、培养良好行为习惯及独立生活能力的有力措施，也是培养儿童热爱劳动、团结友爱等良好品德的需要。

三、提供合理的膳食

集体儿童膳食的配制应适合儿童的年龄特点，为儿童提供合理的平衡膳食，以保证儿童健康成长。

（一）合理膳食的要求

1. 符合儿童的营养需要

儿童膳食中各种营养素种类齐全，搭配合理，供应量充足，能满足儿童的生长发育对各种营养素的需要。

2. 适合儿童的消化能力

食物的品种、数量和烹调制作方法，应适合儿童胃肠道的消化吸收功能。

3. 促进食欲

尽量使食物色、香、味、形俱全，以提高儿童的食欲。

4. 清洁卫生

绝对保证饮食和食品卫生，严防食物中毒。

（二）制订膳食计划

制订膳食计划是保证合理营养的一种科学管理方法。它包括按照各年龄儿童的营养需要，选择食品的种类，计算数量，编制食谱，以及合理烹调。

1. 选择食物的种类

可供选择的食物有4大类：

（1）含优质蛋白质的食物，如牛奶、鸡蛋、瘦肉、鱼、禽肉、豆制品等。

（2）富含维生素、无机盐和膳食纤维的食物，如蔬菜、水果。

（3）供热能食物，如米、面、薯类、白糖、食用油等。

（4）调味品，如盐、酱油、醋、味精等。

在选购以上食物时，应以《中国居民膳食指南》为指导，即“食物多样，谷类为主；多吃蔬菜、水果和薯类；每天吃奶类、豆类或其制品；经常吃适量鱼、禽、蛋、瘦肉，少量肥肉和荤油；吃清淡少盐的膳食；吃清洁卫生、不变质的食物”。

2. 计算数量

可参考表8-2“1～6岁儿童每日需要食物的种类与数量”及当地食品供应情况、伙食费等，计划出各类食物的需求数量。要按不同的年龄组分别计算。

表8-2　1～6岁儿童每日需要食物的种类与数量

年龄/岁	粮/克	油/克	蔬菜/克	豆制品/克	蛋或内脏/克	鱼或肉/克	牛奶或豆浆/克	白糖/克
1～3	150	25	100～150	50～80	50	50～100	150～250	10～12.5
3～6	180	25	250～500	50～100	50	80～120	250	10～12.5

选择食物要力求各营养素之间有合理的比值，蛋白质、脂肪、碳水化合物所提供的热能各占总热能的12%～15%、20%～30%、50%～60%。动物蛋白及豆类蛋白不少于总蛋白质的50%。每餐热能分配，早餐约占25%，午餐约占35%，午点约占10%，晚餐约占30%。

3. 制定食谱

食谱是一日食物的量、调配和烹调方法的实施计划，是膳食计划的重要部分。可参照中国营养学会推荐的营养素供给量标准，编制一日及一周的带量食谱，并根据季节的变化有针对性地做些调整。

4. 讲究烹调技术，注意饮食卫生

在食物搭配中，充分利用蛋白质的互补作用，避免食物“相克”，有利于食品中各种营养素的吸收。烹调中尽量减少营养素的损失。注意饮食卫生、厨房卫生和炊事人员的个人卫生。保教人员在开饭前应洗手，饭桌及餐具应符合卫生要求。幼儿的消化机能、咀嚼能力不及成人，食物的品种和烹调制备方法皆应适合婴幼儿肠胃功能尚未发育完善的特点，以利于食物中各种营养素的消化和吸收。合理安排就餐时间和合理分配食品数量，是对膳食制度的最基本的要求。

5. 饮食次数和间隔时间

儿童每日可进食 4 次，三餐及午后一次点心。初断奶的婴儿胃容量小、消化力弱，可适当增加进餐次数，每天进食 5～6 次。两餐之间的时间间隔不宜过长或过短，以 3～4小时为宜。儿童进餐应遵守开饭时间，使定时进餐形成习惯。

6. 食物数量的分配

要按照儿童身体发育的需要和一日活动对能量的消耗来合理分配食物的量。早餐吃好，午餐吃饱，晚餐适量。早、午、晚餐的数量按能量供应 3∶4∶3 的比例进行安排。

农村幼儿园若不提供三餐，可于上午 10 点左右提供一次点心，除补充热能外，还应选择可供优质蛋白质、铁元素、钙元素、维生素 A、胡萝卜素等营养素的食品。避免儿童在家吃不好早餐，自带零食入幼儿园，边吃边玩，既不卫生又不安全。

四、建立体格锻炼制度

（一）体格锻炼的意义

1. 增强儿童体质

（1）增强心肌的力量，使心脏供血良好，血管弹性增强

经常进行体格锻炼，可增强心脏的生理功能，表现在心肌收缩力加强，每次搏动输出血量增加，能耐受剧烈运动时心率的加快，而且安静下来时心率能较快恢复正常。

另外，由于心脏冠状动脉血流量改善，血脂在血管壁沉积减少，对预防动脉粥样硬化有良好作用。

（2）肺功能增强

经常参加体格锻炼的儿童，呼吸肌经受锻炼，呼吸深度加大，肺活量增加；缺乏锻炼的儿童，呼吸表浅，稍一活动就气喘吁吁，而气体交换量并不大。

（3）促进新陈代谢

锻炼时的能量消耗比安静时大得多。能量的消耗促进了消化吸收功能，并增进儿童食欲。

锻炼时加强了呼吸运动，膈肌的活动范围加大，腹肌的力量增加，也对消化吸收

有促进作用。

(4) 强筋壮骨

长期锻炼能使肌肉活动力和耐受力提高，关节活动更灵活，骨密质增厚，骨骼更加粗壮坚固。

(5) 提高神经、体液调节能力

体格锻炼的每个动作都以刺激的方式作用于神经系统，可增强神经活动的平衡性和灵活性。儿童在参加体格锻炼后，精神饱满，灵敏性和应激能力都有所提高。锻炼可刺激多种激素的分泌，如生长激素、肾上腺皮质激素等，对生长发育也有促进作用。

(6) 提高对内、外界环境变化的适应能力

2. 有利于儿童德、智、体、美全面发展

在体格锻炼中，可以培养儿童的信心、毅力、耐力、自控力和胆量，对形成儿童良好的个性也有着不可低估的作用。体育运动，还是儿童之间交往的机会，儿童可以从中学会等待、合作、互助、谦让等好品质。体格锻炼使儿童体格健壮、体形优美，有利于儿童德、智、体、美全面发展。

3. 符合用脑卫生

学习、游戏、体育活动交替进行，符合用脑卫生，对儿童大脑的发育有良好的刺激作用。

4. 有利于体弱儿的康复

佝偻病患儿、贫血患儿、反复呼吸系统感染的儿童，通过适宜的锻炼，可以增强机体的活力，加速体内新陈代谢，吸收更多的营养，有利于疾病的康复。

(二) 体格锻炼的注意事项

1. 持之以恒

只有持之以恒地坚持体格锻炼，才能增强幼儿体质，收到应有的效果。不能时断时续，半途而废，只凭个人的好恶而行。

2. 循序渐进

根据婴幼儿的年龄和生理特点，要有计划地逐渐增加锻炼的强度和时间。遵循由简到繁、由易到难、由小量到大量，时间逐渐增加的原则。

3. 个别对待

对不同年龄和健康状况的小儿，应选择不同的锻炼方法，确定不同的锻炼时间和活动量。对体弱儿童的锻炼，要做到个别照顾，进程要比健康儿童缓慢。

4. 及时调整

组织儿童锻炼时要随时观察儿童有无不良反应。比如冷水锻炼时，应观察儿童有无寒战、起鸡皮疙瘩、口唇青紫等感到寒冷的反应，出现不适应的现象应及时调整活动内容和活动量。

（三）体格锻炼的方法

儿童的体格锻炼应考虑儿童的年龄特点，采取多种形式进行。

1. 体育游戏、体育活动

幼儿体育游戏以各种身体动作的练习为基本内容，以游戏活动为基本形式，一般具有一定的情节、规则，有娱乐性和竞赛性。体育活动包括各种幼儿体操、健美操、小篮球、小足球以及利用体育活动器械进行的活动。

2. 利用自然因素进行锻炼

充分利用日光、空气和水等自然因素开展体格锻炼活动。

五、传染病管理

学前儿童正处于迅速生长发育过程中，身体的各系统、各组织发育都不成熟，身体的免疫力较低，而且集体生活中接触密切，很容易造成传染病的流行。为了预防传染病的发生和蔓延，集体儿童机构要做好管理工作。

（一）管理传染源

1. 早发现传染病患儿

托幼机构的保健医生、保育员和教养人员应熟悉小儿常见传染病的早期症状，以便及早发现疫情，做到“早发现”。有些传染病，在发病早期传染性最强。所以一旦发现传染患儿，必须马上隔离，并采取相应措施。疑似传染患儿也应隔离观察。在隔离室，病儿要得到细心照顾，并尽快给予诊治。

2. 做好疫情报告

做出传染病诊断或疑似传染病诊断后，应及时向卫生防疫部门报告，使各级卫生防疫部门掌握疫情、进行记录，并做必要的流行病学调查和制定防疫措施。托幼机构的保健室是最基层的卫生保健组织，有责任按照《中华人民共和国传染病防治法》的规定进行疫情报告，并根据传染病的传染期，要求家长在患儿隔离治疗后，完全恢复健康时，持健康证明才能入园（所）。

为了做好传染病的管理工作，集体儿童机构应定期组织有关人员学习预防传染病、管理传染病的知识。有了疫情能早发现、早报告，这对减少传染病的续发、控制传染病的流行有重要意义。

3. 传染病接触者的观察期限

与传染源有密切接触的健康人和正处于该病潜伏期内的人，称为传染病接触者。一般是指与传染病患儿同班的小朋友或一同居住的人。对接触者应采取管理措施，尽可能缩小传染的范围，不使传染病蔓延，而且对于已处于传染病潜伏期内的人，可以及早发现症状，早隔离、早治疗。不同的传染病潜伏期长短不同，即使同一种传染病，也有“一般”“最短”和“最长”潜伏期之分。对传染病接触者的观察期限，常依据该传染病的最长潜伏期而定（见表 8-3）。

观察班（指发现传染病的班）不接收新来的儿童，该班一日生活制度照常进行，但一切活动都应与其他班严格分开。对观察班的儿童应加强晨检和全日观察，详细了解其饮食、睡眠、大小便性状等，注意早期症状和发病迹象，如有可疑，立即隔离，有待确诊。医学观察的重点依不同的传染病而有所侧重。如因接触麻疹而观察，应侧重体温、皮肤和口腔的检查；因接触肝炎而观察，应侧重精神、食欲、大小便颜色等。过了观察期限未发现新病人，可解除观察，一切恢复正常。

表 8-3　急性传染病的潜伏期、隔离期与接触者观察期

病名		潜伏期		隔离期	接触者观察期
		常见	最短—最长		
病毒性肝炎	甲型	30 天	15～45 天	自发病天起隔离 21 天	密切接触者检疫 45 天，每周检查一次 ALT，观察期间可注射丙种球蛋白
	乙型	60～90 天	28～180 天	急性期应隔离至 HBsAg 阴转，恢复期仍不阴转者，按 HBsAg 携带者处理，慢性肝炎病人应调离接触食品、自来水或幼托工作。HBsAg 携带者可做 HBsAg、抗—HBsAg 及 HBV—DNA 检查，以确定是否有 HBV 复制，如属阳性应按慢性肝炎处理，不能献血	检疫期 45 天。观察期间可注射乙肝疫苗及 HBIG。疑诊乙肝的托幼和饮食行业人员应暂停原工作
	丙型	60 天	15～180 天	至 ALT 恢复正常或血清 HCV RNA 阴转	检疫期同乙型肝炎
	丁型	同乙型		至血清 HDV RNA 及 HBsAg 阴转	检疫期同乙型肝炎
	戊型	40 天	10～75 天	自发病日起 21 天	检疫期 60 天
流行性乙型脑炎		7～14 天	4～21 天	隔离至体温正常为止	接触者不检疫
流行性脑脊髓膜炎		2～3 天	1～10 天	症状消失后 3 天，但不少于病后 7 天	医学观察 7 天，可做咽培养，接触者儿童服磺胺或利神福平预防
狂犬病		4～12 周	4 天～10 年	病程中隔离治疗	被可疑狂犬病或狗咬伤者医学观察，并注射疫苗及免疫血清

续表

病名	潜伏期		隔离期	接触者观察期
	常见	最短—最长		
流行性感冒	1～3天	数小时～4天	退热后2天解除隔离	医学观察3天，出现发热等症状应早期隔离
麻疹	8～12天	6～21天	出疹后5天，合并肺炎至出疹后10天	易感者医学观察21天，免疫低者可用丙种球蛋白
水痘	14～16天	10～21天	至全部结痂或不少于发病后14天	医学观察21天，免疫低者可用丙种球蛋白
流行性腮腺炎	14～21天	8～30天	至腮腺完全消肿约21天	成人一般不检疫，但幼儿园、托儿所及密切接触者医学观察30天
细菌性痢疾	1～3天	数小时～7天	至症状消失后7天或大便培养2～3次阴性	医学观察7天，饮食行业人员大便培养1次阴性解除隔离
猩红热	2～3天	1～12天	至症状消失后，咽培养连续3次阴性或发病后7天	医学观察7～12天，可做咽培养
流行性出血热	14天	7～46天	隔离至发热退	不检疫
登革热	5～8天	3～15天	起病后7天	不检疫

（二）切断传播途径

根据传染病的传播途径，采取相应的预防措施，以切断传播途径。对肠道传染病，着重在管理粪便、保护水源、管理饮食、食具消毒、讲究个人卫生等方面。预防呼吸道传染病，简便有效的措施是保持空气流通。

1. 经常性的预防措施

（1）搞好环境卫生、饮食卫生和个人卫生

保持环境清洁、空气清新，养成良好的个人卫生习惯，讲究饮食卫生，都是很重要的预防措施。

（2）做好经常性的消毒工作

消毒的目的是消除或杀灭外界环境中的病原体。做好经常性的消毒工作是切断传播途径的重要措施。常用的消毒方法有物理消毒法和化学消毒法。

①物理消毒法。这是一种简便易行、行之有效的消毒法。它又分为机械法、煮沸法、日晒法3种。

机械法：采用洗涤、通风换气等方法，排除部分或全部的病原体，但不能有效地杀灭病原体。

煮沸法：是简便可靠的消毒方法。被消毒的物品必须全部浸入水中。一般致病菌在煮沸1～2分钟后即可灭活。甲型或乙型肝炎病毒需煮沸15～30分钟方能灭活。各种耐热的物品、金属器皿和食具等均可煮沸消毒。

日晒法：利用紫外线消毒灭菌。一般附着在衣服、被褥等物品表面的病原体，在阳光下暴晒3～6小时就可灭活。流感、百日咳、流行性乙型脑炎、麻疹等病原体，在阳光直射下很快就会灭活。

②化学消毒法。常用的化学消毒剂有煤酚皂溶液（来苏水）、生石灰、漂白粉、氯胺（氯亚明）、过氧乙酸和新洁尔灭等。用来喷、刷、洗、浸泡儿童的玩具、用具、活动场地、粪便等，达到消毒杀菌的目的。

2. 传染病发生后应采取的措施

（1）隔离患儿

患儿的一切用具均应专用。

（2）终末消毒

患儿隔离后，对他原来的活动场所进行一次彻底的消毒称为终末消毒。若患儿患呼吸道传染病，其停留过的房间应通风换气，并采用其他消毒措施；若患肠道传染病，对患儿用过的物品，如床、桌椅、玩具、便盆、马桶等均应消毒。

（三）保护易感者

1. 非特异性措施

增强儿童体质，提供合理营养（足够的优质蛋白质、维生素A、维生素C等），培养良好的卫生习惯，搞好环境卫生等。

2. 特异性措施

实施计划免疫。集体儿童机构由园（所）保管预防接种证，散居儿童由家长保管预防接种证。每次接种后要记载注射日期、剂量、次第、初次免疫还是加强免疫，防止漏种、错种、重种。

集体儿童保教机构应完成要求的接种率。

六、安全措施

集体儿童保教机构要把维护儿童的安全放在工作的第一位，采取一切措施保证儿童的安全。

（一）房屋建筑应符合安全要求

1987年，原国家城乡建设环境保护部、国家教育委员会颁布了《托儿所、幼儿园建筑设计规范》，对托儿所、幼儿园的建筑设计做出了相应的规定。

1. 防火与疏散

为便于防火和疏散，托幼机构的主体建筑走廊净宽度不应小于以下标准：双面布房，走廊最小净宽度 1.8 米；单面布房或外廊，走廊最小净宽度 1.5 米。在幼儿安全疏散和经常出入的通道上，不应设有台阶。楼梯应在靠墙一侧设幼儿扶手，其高度不应大于 0.6 米。楼梯栏杆垂直线之间的净距不应大于 0.11 米。当楼梯井净宽度大于 0.2 米时，必须采取安全措施。

楼梯踏步的高度不应大于 0.15 米，宽度不应小于 0.26 米。在严寒、寒冷地区设置的室外安全疏散楼梯，应有防滑措施。活动室、寝室、音体活动室应设双扇平开门，其宽度不应小于 1.2 米，疏散通道中不应使用转门、弹簧门和推拉门。

2. 建筑结构应符合安全要求

幼儿经常出入的门，在距地 0.6～1.2 米高度内，不应装易碎玻璃；门的双面宜平滑、无棱角；不应设置门槛和弹簧活动室、游戏室、音体活动室的窗台距地面高度不宜大于 0.6 米。楼层无室外阳台时，窗台外应设护栏。距地面 1.3 米内不应设平开窗。

阳台、屋顶平台的护栏净高不应小于 1.2 米，护栏宜采用垂直线饰，其净空距离不应大于 0.11 米。

幼儿经常接触的 1.3 米以下的室外墙面不应粗糙，室内墙面宜采用光滑易清洁的材料，墙角、窗台、暖气罩、窗口竖边等部位必须做成小圆角。

（二）设备应符合安全要求

1. 玩具的安全要求

玩具材料应无毒，外形必须光滑无锐角。玻璃球、木珠等玩具不宜太小，以免幼儿误吞引起意外。

发响玩具的音响最大限度不超过 70 分贝，以免噪声过强损伤儿童的听觉系统。

2. 其他设备

儿童用室的电灯宜采用拉线开关。电插座的安装和电器安放，应在儿童触摸不到的地方。家具要牢固，没有尖角和裂缝。活动室内的家具宜放在靠墙或角落处。热水瓶、火柴、刀、剪、图钉等应放在儿童拿不到的地方。儿童运动器械要随时检修，保持坚固和表面光滑。器械与器械之间、器械与墙壁之间或与树木之间要有一定距离，以免因过于拥挤，发生外伤。劳动工具用后存放在贮藏室内，不得让儿童自己拿动、使用。

（三）药品、有毒物品的管理

1. 药品保管

儿童保教机构要建立严格的药品保管制度。内服药、外用药均须标签清楚、分开放置、专人保管，不给儿童造成可轻易接触到的机会。

2. 安全用药

给儿童用药前，要仔细核对姓名、药名、剂量、服药时间，切勿拿错药、服过量和重服。

3. 消毒剂和杀虫剂

要妥善保管消毒剂和杀虫剂等有毒物品。组织儿童劳动时，不得让儿童使用或帮老师拿消毒剂、杀虫剂。不要带儿童到刚洒过农药的田园里去玩耍。盛过农药的容器要妥善处理，绝不要让儿童拿着玩。用来苏水、消毒液等给厕所的地面消毒时，所用浓度要适宜，若来苏水浓度过高，一旦接触儿童皮肤（如幼儿滑倒在地）会造成烧伤。

（四）组织好儿童的活动

儿童保教机构要合理配备保教人员，避免因儿童过多、保教人员照看不过来而发生意外伤害。

保教人员应组织好儿童的各种活动，全面细致地照顾儿童，不得擅离职守。儿童睡眠时保教人员须进行巡视。儿童用餐时需有保教人员看护。儿童在小游泳池内玩水或在浴室内洗澡时，保教人员不得离开，以免发生危险。要有组织地开展游泳活动。

儿童保教机构要建立儿童接送制度，防止儿童走失。园门应规定开关时间。交接班或组织儿童外出时应清点人数。

七、建筑设备卫生

根据卫生学的要求，儿童保教机构的建筑设备和环境创设应考虑以下因素。

（一）托幼机构地址的选择

1. 社区环境

在社区规划时，应考虑到幼儿园的合理布局，并按照卫生学要求进行规划，以保证儿童有良好的生活和学习环境。

（1）应远离各种污染源，并满足有关卫生防护标准的要求。空气、土壤、水的污染以及噪声都会使环境条件恶化，影响生态平衡，危害儿童身心健康。

（2）日照充足，场地干燥，排水通畅，环境优美，符合城乡环境绿化标准。

（3）交通方便，便于家长接送。

2. 园所规划

根据《托儿所、幼儿园建筑设计规范》的要求，在园所规划和设计时，要求对建筑物、绿化用地等进行总体布局，做到功能分区合理，方便管理，朝向适宜，游戏场地日照充足，创造符合幼儿生理、心理特点的空间环境。

托幼机构每班专用的室外游戏场地应不小于 60 平方米，并有全园公用的室外游戏场地。托幼机构内应有集中绿化用地面积，供种植树木、花草，以净化空气、减弱噪声、调节微小气候和美化环境。并严禁种植有毒、带刺植物。

（二）房舍建筑

1. 生活用房的设置

生活用房包括活动室、卧室、配餐室、卫生间（包括厕所、盥洗室）、贮藏室、音体活动室等。生活用房应布置在园所内最好的日照方位，并满足冬至日底层满窗日照不少于 3 小时。温暖地区、炎热地区的生活用房应避免朝西，否则应设遮阳设备。

2. 生活用房的建筑构造

活动室、卧室及音体活动室宜为暖性、弹性地面，幼儿经常出入的通道应为防滑地面。卫生间应为易清洗并防滑的地面。

3. 服务用房

托幼机构的保健室和隔离室宜相邻设置，与幼儿生活用房应有适当距离。如果是楼房，应设在底层。隔离室应有单独的厕所。晨检室宜设在建筑物的主出入口处。

（三）通风、采暖、照明

1. 通风

集体儿童保教机构生活用房应有良好的自然通风。厨房、卫生间等均应设置独立的通风系统。

2. 采暖

托儿所、幼儿园宜采用低温热水集中采暖。幼儿用房的散热器必须采取防护措施。

3. 照明

活动室、音体活动室、医务保健室、隔离室及办公用房宜采用日光色光源的灯具照明。

（四）桌椅

儿童的活动离不开桌椅。合乎身材大小的桌椅能使儿童保持良好的坐姿，减少疲劳，预防姿势性脊柱弯曲，同时也为儿童提供眼睛与桌面（书本）的合适距离，以保护视力。桌椅各部分的尺寸是以人体相应部分的大小为依据的，应根据儿童的年龄和身高来配备。

第三节　托幼机构的卫生学要求

一、教学卫生

（一）体育教学活动卫生

合乎卫生学要求的体育活动对学前儿童身心的正常发育和健康成长有重要意义。

学前儿童的生理、心理以及运动能力都不及成人，根据学前儿童的年龄特征和个体差异，对儿童保教机构体育教学的目标、内容、方法、途径以及体育设施、用具等提出相应的卫生学要求，能使体育教学活动更好地促进学前儿童身体各部分功能的发展，增强其体质，使之更好地适应外界环境，并能促进其动作技能、智力、情绪和个性的健康发展。

1. 托幼机构体育教学的卫生学原则

合乎卫生学要求的体育教学必须符合学前儿童身心发育特点，能促进其身心的健康成长。

（1）全面性原则

学前儿童保教机构体育教学的主要内容有走、跑、跳、投掷、攀登、平衡木、体操等，各种内容的教学对儿童身体成长的促进作用均不相同，各有偏重。因此，在组织和实施体育教学时，应对各种教学内容做科学的搭配，不宜单一地只偏重发展身体的某一部位及其功能，要使学前儿童身体的各器官、各系统都得到锻炼、发展。体育教学的多样化和综合化能达到让学前儿童全面锻炼、全面发展的目的。

在坚持全面性原则的前提下，还要考虑学前儿童的年龄特点。学前儿童身心发育的特点，决定了在此年龄阶段不能把发展儿童的速度、耐力和力量等运动素质放在主要地位，而应侧重发展学前儿童的平衡性、灵敏性等素质。

（2）循序渐进原则

在体育教学中要有计划、有步骤地增加体育活动的运动量和运动的复杂程度，由易到难、由小量到大量，循序渐进地逐步提高，使学前儿童的机体有一个逐渐适应的过程。

各项体育教学活动都有逐渐增加复杂程度、由简到繁、由小量到较大量的逐步提高的过程。就个体而言，随着儿童年龄的增长，也有一个逐步增加体育活动的运动量和运动复杂程度的过程。在对学前儿童实施体育教学时，考虑儿童的不同年龄，体育教学的运动量和运动的复杂程度应有明显的差异，根据循序渐进性原则，随儿童年龄的增长而逐渐增加。

（3）区别对待原则

实施体育教学时，不仅要考虑学前儿童的年龄特征，还要考虑儿童的个体差异。每个儿童的身体健康状况、体质条件、家庭生活环境和教育、营养状况、运动能力等各不相同，不能一个模式、一个标准，而要区别对待。对于体质虚弱的儿童，要给予适当的照顾，减轻运动量和运动的复杂程度。要鼓励这些儿童经常参加较轻微的体育活动，在运动中增强体质。对有慢性疾病的儿童，应降低教学要求，或停止体育运动。

（4）与游戏活动相结合的原则

体育教学活动由教师发起，有目的、有计划地向学前儿童传授各种运动技能和方法。体育游戏活动由儿童发起，是儿童各种已获得的动作技能的练习和巩固，它给予儿童快乐和锻炼。

在儿童保教机构的体育教学中，实现教学与游戏的结合，正是从学前儿童的年龄特征出发的，遵循这一原则旨在使学前儿童保教机构的体育教学活动，能与每个儿童的发展水平和需要相适应，使每个儿童身体发展的潜力得到充分的发掘和发挥。

2. 托幼机构体育教学的途径和方法

（1）利用自然因素实施的体育教学活动

空气、阳光和水是学前儿童生活中不可或缺的自然因素，是取之不尽、用之不竭的天然资源。利用自然因素对学前儿童实施体育教学，无须特殊的运动器材，又容易为儿童所接受，能使学前儿童身体得到锻炼，体质得到增强，意志得到磨炼，对自然环境的适应能力得到提高。儿童保教机构利用空气对学前儿童实施的体育教学主要有户外活动、户外睡眠、郊游和空气浴等。空气浴是利用空气让学前儿童进行身体锻炼的一种方法。空气浴主要是利用气温与人体皮肤表面温度之间的差异形成刺激，让学前儿童身体的皮肤大面积地接触新鲜空气，使空气的流动、压力、温度和湿度对儿童身体产生刺激，达到增强机体的体温调节和适应能力的目的。另外，新鲜空气中有充足的氧和负离子，能促进新陈代谢，使学前儿童的呼吸系统和心血管系统的功能得以提高。空气浴应从温暖的春夏季节开始，逐渐过渡到秋冬季节，冬季也可在室内进行。空气浴时除体弱者外，应让儿童尽可能多的皮肤接触空气。锻炼场所应选择在自然绿化、无阳光直射和空气新鲜的地方，时间以早晨和上午为好。刚开始时，气温以 22℃～24℃，风速以 0.9～1 米/秒，相对湿度以 60%～70% 为宜，以后，气温可逐渐降低。空气浴的持续时间起初不宜超过 10 分钟，以后可根据儿童的体质状况逐渐延长。在温暖的季节里，有组织的空气浴每次可持续 40～60 分钟。冬季在室内进行空气浴时，室温应控制在每 3～4 天下降 1℃ 为宜，但是不宜低于 12℃～14℃ 。在夏季进行户外空气浴时，可以结合擦洗冲淋，冬季则可结合体操、舞蹈等活动开展。利用空气进行体育锻炼时，应注意气温的变化，大风、大雾或严寒天气等应暂时停止，儿童患病时也应停止。在锻炼过程中，要注意察看儿童有无打喷嚏、寒战、脸色苍白等情况的发生。日光浴是利用适当的日光照射让学前儿童进行身体锻炼的一种方法。日光的照射对学前儿童的生长发育具有促进作用。日光中的红外线能透过表皮到达深部组织，使血管扩张、血流加快、血液循环得以改善。日光中的紫外线能够加强血液和淋巴循环，促进物质代谢过程，使皮肤中的 7-脱氢胆固醇转变为维生素 D，还能刺激骨髓的造血功能，提高皮肤的抵抗力。学前儿童的日光浴宜采用散射光，避免日光的直接照射。在日光浴开始以前，应先进行 10 天左右的空气浴。进行日光浴时，儿童身体的大部分应暴露在日光下，照射日光的时间每次由 3 分钟逐渐延长到 15 分钟左右。日光浴一般以上午 10 时左右，气温在 24℃～26℃ 时为适宜。炎夏和大风时不适宜进行日光浴。日光浴的场所应选择清洁、干燥、空气清新而又能避开强风的地方，夏季可在树荫下进行。可让儿童躺在床上或席上，胸背交替地照射，用凉帽遮盖头部，或让儿童戴上暗色玻璃护目镜。日光浴以后，应休息 3～5 分钟，用 28℃ 左右的水冲淋，并喝些水或饮料，但是不宜立即进餐。进行日光浴时，要仔细观察儿童的反应，如脉搏、呼吸、皮肤发汗和发热情况，以判断儿童对日光浴的可接受程度。对日光浴后出现头晕、头疼、食欲减退、睡眠障碍、心跳加速（比平时增加 30% 以上）、精神不振的儿童，应及时限制其日光浴时间或停止锻炼。冷水浴是利用水和身体表面的温差让学前儿童进行身体锻炼的一种方法。冷水作用于人体表面，会立即引起血管急剧收缩，血流进入内脏，导致血压上升和心率加快，皮肤呈苍白色，同时感到寒冷。经过 0.5～1 分钟以后，体内产热增加，皮肤血管重新舒张，血液流回皮肤，使皮肤由苍白转为红色，并发热。冷水浴可以从以下几个方面实施：

①长期坚持每天用冷水洗手、洗脸，每天用 15℃～20℃的冷水冲淋双脚，然后用毛巾擦干。

②用拧干的湿毛巾做冷水擦浴，按上肢、下肢、胸腹和背部的次序擦一遍，将皮肤擦红，再用浸在温水中的湿毛巾擦一遍，最后用干毛巾擦干，每次擦浴的时间为 1～2 分钟。

③用冷水淋浴。既能利用水的温度，又可利用水的冲力，是一种刺激性较强的锻炼，可以在儿童适应了以上两种方法以后采用。淋浴时，先用湿毛巾擦遍全身，再依次冲淋上肢、胸背和下肢，不要冲淋头部。冲淋时，动作要快，时间以 20～40 秒为宜，冲淋完毕后立即用干毛巾擦干，使全身皮肤轻度发红。开始时，水温可在 35℃ 左右，以后可根据季节和儿童年龄逐渐降到 20℃～28℃。冷水冲淋，夏季可在室外进行，冬季在室内，室温不应低于 22℃ 。冲淋时如发现儿童有寒战、面色苍白或躲闪的现象，应立即停止锻炼，或调节水温。

④利用江、河、湖、海、游泳池组织儿童水浴。这种水浴要由成人带领，在水质较好、水温适当的浅水区中进行。初次下水的时间不宜超过 5 分钟，以后逐渐延长到 15 分钟或更长的时间。有目的、有计划地利用空气、日光、水 3 种自然因素让学前儿童进行体育锻炼，只要掌握锻炼的要领和方法，即有望取得预期的效果。

(2) 体育课教学活动

儿童保教机构的体育课教学活动可与游戏结合在一起进行。一般由以下几个部分组成：

①开始部分。1～2 分钟，在做简单的动员以后，迅速将儿童组织起来，提出活动的要求，说明活动的方式方法。

②准备部分。3～6 分钟，使儿童大脑皮质的兴奋性逐渐提高，为儿童身体各器官生理功能迅速进入运动状态做好准备。例如，在上下肢、躯干各部大肌肉群、关节、韧带活动前，应在心理、生理上做好准备。准备活动可先做下蹲、压腿等练习，或做原地上跳的活动等。

③活动部分。小班 10～12 分钟，中班 16～17 分钟，大班 20～22 分钟。根据教学目标，让儿童学习和练习动作与技能。这部分活动持续的时间较长，要注意儿童练习和休息的交替进行。

④结束部分。2～3 分钟，此时要降低儿童大脑兴奋程度，放松肌肉，使之尽快消除疲劳，将运动状态逐渐恢复到相对安静状态。在组织儿童体育活动时，应注意活动量。活动量过小，达不到体育教学的目标，活动量过大，会造成学前儿童过度疲劳。如果学前儿童在体育活动中精神振奋、心情愉快，注意力集中，活动后睡眠良好，食欲增加，没有出现面色苍白、大量出汗、恶心呕吐等现象，一般认为体育活动的活动量是适当的。

3. 体育活动创伤的预防

在体育活动中，如果不注意体育活动的卫生，很容易造成学前儿童机体的创伤。造成体育活动创伤的原因很多，主要的原因有：①体育活动的场地、器材、设备等不合乎卫生学标准或要求，或者损坏失修，或者缺少必要的防护设施等；②体育活动的环境条件不良，如气温过低或过高，光照不足，地面太滑等；③学前儿童尚未掌握体育活动动作的要领，或者在儿童活动时未做好必需的保护；④学前儿童在体育活动前没有做好准备工作，以致发生肌肉拉伤、关节扭伤等创伤，或者在大活动量的运动以后，立即停止活动，致使脑部和脏器缺血、缺氧，引起头晕、疲乏和不适，甚至产生休克等。

预防体育活动中的创伤要针对上述造成创伤的原因，注意学前儿童体育活动场地、设备和器材的安全性能；在体育活动前，加强对学前儿童身体和心理状态的检查，做好准备工作；在体育活动中，掌握适当的体育活动量，抓好儿童基本动作的训练，并做好运动保护工作。

（二）学前儿童的阅读卫生

阅读是学前儿童的一种经常性的学习活动。阅读时，学前儿童的姿势不良、眼睛离书本的距离太近、灯光太暗、阅读的持续时间过长、读物的选择不合适等都会影响学前儿童的身心健康。因此，学前儿童的阅读必须要注意阅读卫生。

1. 足够的照明

儿童的阅读环境应有足够的照度，一般不得低于 50 勒克斯（照度单位，1 勒克斯等于一支蜡烛从 1 米外投射在一平方米的表面上的光的数量）。阅读时，光线必须从左上方射入，以免产生阴影。室内光线应分布均匀，不眩目。不要让学前儿童在直射的阳光下阅读。

2. 适当的距离

阅读时，要让儿童的眼睛与书本之间的距离保持在 35～40 厘米，书本不要平放在桌面上，应使书本与视线有一定的角度，最好呈直角，以免引起眼睛和颈部肌肉的疲劳。

3. 正确的姿势

要教育儿童保持正确的坐姿，不歪头、不耸肩，脊柱正直，头不过于前倾，前胸距桌缘约一拳距离，将大腿放平，足着地，使身体的重心稳妥地落在坐骨和椅靠背的支撑点范围内，以减轻维持坐姿的肌肉疲劳。

4. 恰当的时间

不要让儿童过长时间地阅读，否则，易引起大脑皮质和视觉器官的过度紧张和疲劳。每次阅读的时间以 10～20 分钟为宜，看书后要养成到户外活动或远眺的习惯。

5. 适合儿童视觉特点的读物

给学前儿童阅读的图书，应选择色彩鲜明、图像符号清晰、纸张坚韧洁白、字号大小适宜、无反光的读物。

（三）学前儿童的绘画、写字卫生

学前儿童在绘画、写字时，除了有大脑皮质、视觉分析器和维持姿势的肌肉群参与活动外，还有腕关节和指掌关节的肌肉活动，以及前臂和肩部的活动。儿童保教机构应注意学前儿童绘画、写字的持续时间、执笔姿势、所用材料以及用眼卫生等方面的问题。

1. 绘画、写字的持续时间不宜过长

绘画和写字是很精细的工作，需要手部小肌肉群的参与。学前儿童手部小肌肉发育尚未完善，绘画、写字持续的时间过长会造成疲劳。一般来说，学前儿童连续绘画、写字的时间不宜超过 5～10 分钟。

2. 训练儿童掌握正确的执笔姿势

要教育儿童不要将胸部压在桌缘，以免胸腔受到压迫；要让儿童在光照充足的环境中绘画、写字，光线应来自左上方，以免在纸上产生阴影；眼睛与纸张之间应保持 35～40 厘米的距离。

3. 提供安全、卫生的用具

学前儿童绘画、写字时所用的铅笔、彩笔或其他用具，应无毒、安全。铅笔以圆形笔杆为宜，笔杆不宜过细，以免造成学前儿童手腕部肌肉疲劳，导致绘画、写字困难。

（四）学前儿童的唱歌卫生

唱歌主要是声带和肺部的活动，唱歌时吸气快，且张口呼吸，因此，空气通过鼻腔的时间缩短，在鼻腔中的除尘、加温、加湿过程不完全。如果空气过冷或污浊，易引起呼吸系统的疾病。所以儿童唱歌时，要特别注意预防呼吸系统疾病和声带疲劳、损伤，注意唱歌卫生。

1. 有空气清新的环境

儿童唱歌的环境，要求空气清洁、新鲜、保持湿润，温度不低于 18℃～20℃ 。冬季不要安排儿童在户外唱歌，也不要让儿童在唱歌后，立即进入寒冷的空气中去，以免引起呼吸道炎症。唱歌前，室内应预先开窗通风，并且清扫地面，避免尘埃被吸进呼吸道，刺激黏膜而导致疾病发生。

2. 保持正确的姿势

学前儿童唱歌时，最好采取立姿，以保持胸腔和膈肌的充分活动。正确的唱歌姿势是：身体重量均匀地分配在两腿上，重心稍放前一点，挺胸，两肩稍向后，双手自然下垂在身体的两侧，头部保持正直。

3. 有适合儿童年龄特点的歌曲

学前儿童声带的弹性纤维、喉部肌肉发育尚未完善，声门肌肉容易疲劳，发炎时易发生充血水肿、声门狭窄而出现声音嘶哑、呼吸困难等。为保护学前儿童的声带，应选择音域、音强合适的歌曲，太宽或太窄的音域、太高或太低的音强都会使学前儿童感到困难，造成声带疲劳。

4. 连续唱歌的时间不宜过长

一般以4～5分钟为宜，唱歌一段时间后应稍事休息，避免长时间地大声唱歌或喊叫。当儿童咽喉部疲乏或有炎症时，应禁止其唱歌，直至儿童唱歌的机能完全恢复为止。

（五）学前儿童保教机构游戏活动的卫生

在学前儿童保教机构中，游戏是儿童的一类主要活动，也是儿童学习的一种重要形式。学前儿童离不开游戏，游戏为学前儿童提供了表现自我、表达或疏泄情绪、消除心理紧张的理想途径。在游戏活动中，学前儿童可以摆脱来自外界的压力，避开现实生活中的紧张情境，在自由活动中消除内在的积郁，体验成功的快乐，发泄过剩的精力，松弛紧张的情绪。游戏能真正满足学前儿童自身的需要，学会辨别社会角色，引发诸如自尊、自信、责任心、成就感等特征，使学前儿童在成长过程中逐步实现社会化。他们在属于自我的游戏中不断体验着自由与规则、成功与失败、合作与竞争，不断从他人身上印证自我的存在，在满足自身需要的基础上达到情感上和智慧上的平衡，丰富和完善自己的人格内涵，为建构自己健康的人格打下基础。托幼机构的保教人员应根据游戏活动本身的特征和规律，组织和安排儿童的游戏。每日应保证学前儿童有充足的时间进行游戏。儿童保教机构游戏活动最主要的卫生学问题是真正认识学前儿童游戏的本质和特征，充分实现游戏活动的保健价值，并考察游戏的时间、场地、玩具材料、服饰以及游戏时的安全问题等。

学前儿童的游戏应安排在通风良好、空气新鲜、采光或照明良好的地方进行。一些活动量大的游戏，应尽可能安排在户外进行，使儿童在游戏时得到充足的阳光和新鲜的空气。游戏场地应保持清洁，游戏活动前可根据需要洒水或湿擦地板，以免尘土飞扬。游戏场地应平整，周围无危险物，附近也不存在会导致意外的物品。在儿童游戏前，应根据游戏类型、内容和气温情况给学前儿童增减衣服，以免着凉或受热。在户外进行冰雪游戏时，要让儿童穿上雨鞋等防湿保暖的鞋子和带紧口袖的罩衣，防止因弄湿衣服而受凉感冒。

游戏前要让儿童先活动身体，等待全身开始暖和时再用手接触冰雪。在玩泥、沙的游戏时，要提醒儿童注意不要把泥、沙弄到眼、鼻、耳、口中，若不慎让沙土进入眼睛时，切不可用手揉擦，以免眼结膜等受伤而引起感染。儿童在游戏中使用的玩具和材料要经常消毒，以防疾病的传播。

二、房舍卫生

（一）房舍配置的卫生学原则

儿童保教机构房舍的配置应能保证学前儿童的生活、活动和卫生制度的顺利执行，便于学前儿童的睡眠、进餐、户外活动、作业、游戏等活动的进行，便于控制传染病的流行。在儿童保教机构中，应保证每班儿童都有一套本班使用的房间，包括活动室、卧室、盥洗室、挂衣室和厕所。在不具备这种条件的保教机构中，可以考虑两个班合用一个盥洗室和厕所，但两个班在使用盥洗室和厕所的时间上要错开，避免引发因拥挤造成的不安全事故。每个班级用房的配置一般应以活动室为主，其他各室分别与之相互连接，并有出入口和过道通向游戏场地。除了儿童用房以外，托幼机构还应配置保健室、隔离室、厨房、贮藏室、洗衣室、传达室和办公室等。保健室和隔离室可以设在门厅处，以便对儿童进行每天的晨检和进行身体测量、预防注射、疾病的诊治和隔离等工作。

（二）房舍的卫生要求

1. 活动室

活动室是学前儿童生活、活动的主要场所，在儿童用房中应以活动室为主，围绕活动室配置盥洗室、厕所、挂衣室、贮藏室和卧室等。为保证学前儿童在活动区内能正常地开展各项活动，活动室应有足够的活动面积和空气容量，并有空间存放家具和大型玩具。

根据原国家教委、国家建设部 1988 年印发的《城市幼儿园建筑面积定额（试行）》中的规定，城市幼儿园的活动室每班一间，使用面积 90 平方米，供开展室内游戏和各种活动以及幼儿午睡、进餐之用，如寝室与活动室分设，活动室的使用面积不宜小于 54 平方米。

为了保持室内有充足的光线和日照，活动室的窗应朝南，不应向北或向西。窗高（由地面至窗上缘高）不低于 2.8 米。为了使儿童能在室内向外远眺，窗台距地面的高度应为 50～60 厘米。活动室室内的净高不低于 3.2 米，这样可使每个儿童得到一定的空气容积。活动室的地面应铺地板，以便保温、防潮和清洁。

2. 寝室

寄宿制幼儿园或有条件的全日制幼儿园可配置寝室。为了避免学前儿童卧床时的相互影响，便于保教人员在床间行走，以及便于对传染病的管理和对学前儿童的护理，卧室内床头的间距最好为 0.5 米左右，两行床的间距最好为 0.9 米左右。室内注意防潮，尽量每天开窗通风换气。

3. 盥洗室和厕所

盥洗室应位于厕所与活动室或卧室之间，以免厕所内的臭气直接进入活动室或卧室，也便于儿童用厕后洗好手再回到活动室。每班使用的盥洗室和厕所内至少应有盥洗台 1 个和水龙头 6～8 个，小便池 4 个，大便器或沟槽 4 个或 4 个位、污水桶 1 只。如是沟槽的便池，应在沟槽边设置扶手，以帮助学前儿童便后起身。寄宿制幼儿园在盥洗室还应设置淋浴池。盥洗室挂毛巾的设备应注意使每条毛巾间有一定的距离，避免毛巾的相互接触。学前儿童使用的水杯和盥洗用具都应各人分开，并用各种图样、画片或名字作为标记。

4. 保健室和隔离室

儿童保教机构的保健室内应有盥洗设备，备有简单的医疗器械和常用药品。为处理可疑的传染病患儿，应设立隔离室，对这类学前儿童进行隔离和观察。隔离室内可设 1～3 张床位，并有专用的盥洗用具和便桶，隔离室的出口要远离活动室和儿童卧室。

5. 厨房

为了避免厨房中的油烟、灰尘和噪声对学前儿童产生不良影响，应将厨房与其他用房分开设置，但是距离不要过远。厨房内应配置各种烹饪设备，洗切食物、贮存生熟食物和洗刷食具的设备，对食具进行消毒和保洁的设备以及防鼠、灭蚊蝇、灭蟑螂的设备和通风防尘设施等。

（三）房舍内的通风和采暖

1. 通风

通风的目的是通过空气的流动，排出室内的污浊空气，输入室外的新鲜空气，调节室内的气温、气湿和气流。保教机构内的学前儿童在集体环境中生活和活动，随着时间的延长，活动室或卧室内的空气会变得浑浊，二氧化碳、水蒸气以及重离子的数量增加，室温上升，降尘量增加，细菌污染的可能性增大，出现有机杂质、氨、硫化氢等物质。当空气中二氧化碳的浓度超过 0.1% 时，空气的化学成分和物理性质已发生了较大的变化，会使学前儿童感到不快，注意力不集中，精神不振，容易疲劳，甚至产生头痛、头晕等症状。因此，在室内空气中的二氧化碳含量以不超过 0.1% 为宜。此外，冬季采用火炉取暖的保教机构，还必须严密监控室内一氧化碳、二氧化硫等有害气体的浓度。通风的形式有自然通风和人工通风两种。自然通风可通过建筑物外壁的气孔、地板、天花板的孔隙，通过墙壁、门、窗和特设的管道而进行。在门窗关闭的室内，仅靠建筑物的孔隙所流入的空气是不够的。为了使室内的空气符合卫生学的要求，必须通过每天多次开窗换气的方式调节室内空气。为了加强自然通风，保教机构的幼儿用房应有足够大的窗户，最好能在相对应的两侧设置窗或门，使空气对流，便于迅速换气。还可安装为寒冷季节使用的通风小窗。应根据季节和气候的变化制定合理的开窗换气制度。在寒冷季节，当儿童去户外活动时，室内应及时开窗通风换气；在温暖和炎热的季节而又无大风时，活动室等学前儿童主要用房应尽可能打开所有的窗户。在采用自然通风后室温仍达 30℃ 以上时，应采用人工通风的辅助设备，如电扇等。托幼机构的厨房、卫生间等均应设置独立的通风系统。

2. 采暖

寒冷地区的儿童保教机构既要保证室内空气新鲜，又要保持室内一定的气温，必须在加强室内通风的同时，保证有合理的采暖。采暖的方式有集中式采暖和局部式采暖两种。

(1) 集中式采暖

集中式采暖又分为蒸汽采暖和热水采暖两种。蒸汽采暖散热片表面温度较高，易引起儿童烫伤，且有机尘埃加热后还会产生臭味，在停止供热后散热片很快冷却，使室温产生较大的波动。儿童保教机构一般适用热水采暖，经加热的水温不超过 95℃，散热片表面温度不高于 70℃，停止供热后散热片逐渐冷却，室内温度波动较小。保教机构儿童用房的散热器必须采取防护措施，以免造成烫伤事故。

（2）局部式采暖

在不具备集中采暖的儿童保教机构，可采用局部采暖的方式。局部采暖有火炉、壁炉、火墙、火炕等明火取暖和电热取暖器、电热油汀、空调等电热取暖。二层以下房屋用壁炉、火墙取暖时，必须有高出屋面的通风、排烟措施。用火炉、壁炉取暖要防止一氧化碳中毒，防止烫伤，防止火灾和烟尘飞扬。使用电热取暖，相对比较卫生，但也要防止触电和烫伤。局部采暖还有一个明显的缺点是室内不同部位温差较大，空气干燥，应采取适当的措施加以克服。儿童保教机构的室内采暖，应保持适宜的气温。活动室、寝室、乳儿室、办公室、喂奶室、医务室和隔离室的室内气温不低于 20℃，盥洗室、厕所的气温不低于 22℃，浴室和更衣室的气温不低于 25℃。室内的相对湿度为 30%～80%，以 50% 较为理想，风速不超过 0.3 米/秒。

（四）房舍室内的采光和照明

采光又称自然采光，是指以太阳光线为光源，保证室内生活和活动的条件。照明即人工照明，是指用人工光源获得照明的方法。采光和照明的目的是形成良好的视环境，保证安全和卫生，提高生活和学习的效率。

1. 采光

室内自然采光的状况，除了与太阳光强弱（纬度、地区、季节、天气状况等）有关以外，还与房舍窗户的面积、窗户的位置、棚壁的色调以及室外遮挡物的状况等多种因素有关。采光窗的面积是决定室内采光是否充分的主要因素。为了使活动室有较大的照度，采光窗的面积要足够大。玻地面积比是衡量室内采光状况的一项重要指标，它指的是窗的透光面积（玻璃的透光面积）与室内地面面积之比，符合卫生要求的保教机构活动室的玻地面积比，应不低于 1∶5～1∶6 。为了使儿童用室有较大而又均匀的照度，活动室窗的上缘应尽可能提高。窗上缘位置低，近窗处桌面照度很大，而远窗处桌面的照度却很小；窗上缘位置提高，可以使远窗处桌面的照度增加，从而使室内照度的均匀性有很大的改善。室内采光与室内墙壁、天花板及室内家具的色调有关。各种色彩对光的反射率是不同的。为了改善室内的采光状况，天花板和墙壁宜刷成白色，室内家具宜采用浅色。室内墙壁应定期粉刷，并经常保持门窗和家具的清洁。

窗玻璃的清洁程度对采光也有影响。普通透明玻璃的遮光率为 10% 左右，而被尘埃污染的玻璃遮光率可达 20%～30%或以上。为了保证室内充足的照度，应经常保持门窗玻璃的清洁。采光窗的形状也对室内照度产生影响。竖长方形窗，进深方面照度均匀性好；横长方形窗，宽度方向照度均匀性好。室内窗间距离宽，室内产生的暗区也宽，直接影响室内光线分布的均匀程度。为了综合评价活动室的采光状况，可用室内桌面一点的照度与同时间室外开阔地天空散射光的水平照度的比值，即采光系数作为衡量指标。一般要求离窗最远的桌面上的采光系数（采光系数的最低值）不低于1.5%。采光系数是评价室内采光的一个较为理想的客观指标，它不会由于气候、季节的变化或测量时间的不同而发生很大的变化。

2. 人工照明

人工照明是指利用白炽灯、荧光灯等光源辅助自然采光之不足。儿童保教机构活动室的人工照明，要求室内有足够的照度，照度分布均匀，不产生或少产生阴影，没有或尽量减少眩光作用。有研究表明，工作面照度的大小对儿童的视觉功能和学习效率有直接的影响，当照度在10～1000勒克斯范围内，照度越大，视疲劳越小，眼睛分辨细小对象物的能力越强。儿童保教机构各室的人工照明要求能保证最低限度的照度。室内照度的大小主要取决于灯的种类、功率和数量。儿童保教机构的活动室、乳儿室、音体活动室、保健室、隔离室和办公室等宜采用日光色光源的灯具照明，其余场所可采用白炽灯照明。人工照明要求室内各点照度之差不能过大，不产生或少产生阴影。室内照度的均匀程度主要取决于灯的数量和灯的悬挂高度。照明的均匀程度常以均匀系数作为指标，均匀系数指的是室内最低照度与最高照度之比，一般要求该系数不小于0.5。在灯具数量相同的情况下，均匀系数一般随灯的悬挂高度的升高而加大，而桌面的照度却因悬挂高度的升高而降低。因此，要根据各室对光照的不同要求来确定灯的功率、数量和悬挂高度。儿童保教机构房舍选用的灯具应避免眩光。室外应设置夜间供巡视用的照明设施。

三、饮食卫生

儿童保教机构应加强对饮食卫生的管理，在食品选购、食品加工、食物贮存等各个环节保证食物的新鲜卫生，预防食物腐败和食物中毒，同时还要加强对保教人员和炊事人员的卫生监督，确保学前儿童身体健康。

（一）食品选购

儿童保教机构选购食品除了要根据婴幼儿身体生长发育的需要选择营养丰富、保证热能供给而又易被消化吸收的食物外，还必须确保食物的卫生和新鲜，不被致病微生物和有毒有害物质污染。

下列食品不应选购：

1. 细菌污染和腐烂变质的食物

食物被细菌污染并引起腐烂变质是最为常见的有害物质，如鱼、肉、蛋的腐臭，粮食霉变、水果腐烂等，这些腐烂变质食物的营养素被大量破坏，失去了食用价值，并产生有毒物质，食用后能使人致病。如腐败的肉类和鱼类中有大量的普通变形杆菌、大肠杆菌，使蛋白质和脂肪分解，产生有害物质；粮食霉变产生的黄曲霉素是非常典型的致癌物质。

2. 含亚硝胺和多环芳香烃致癌物的食品

这些物质在腌腊制品、烘烤和熏制的鱼、肉中含量较高，经常食用易导致肝癌、食道癌、胃癌等。

3. 天然有毒食物

发绿发芽的马铃薯含有有毒物质龙葵素，食用后会引起恶心、呕吐、腹痛、腹泻、脱水等中毒症状。捕蝇蕈、斑毒蕈、白帽蕈等百余种毒蕈都含有天然毒素，食用后会导致神经麻痹、胃肠道等的中毒症状。

4. 被农药、化肥等污染的食物

农药残留量大的蔬菜、水果，食用后会发生农药中毒。

5. 无生产许可证、无保质期的食品

无食品卫生生产许可证的企业生产的熟食、点心、饮料等；超过食品保质期的食品；使用不符合国家卫生标准的食品添加剂、食品防腐剂的食品。

（二）食品加工

儿童保教机构的食堂，在食品加工时的卫生学要求是：尽量保存食物中的营养素，使婴幼儿能从定量的食物中得到尽可能多的营养素；通过拣、洗、烧等烹调制备过程，改变食物的组织结构，杀菌去毒，增加色、香、味，引起儿童的食欲，并有利于婴幼儿的消化吸收。

1. 尽量减少营养素的损失，保留最多的营养成分

米经过淘洗，维生素 B_1 的损失率可达到 40%～60%，蛋白质、脂肪、无机盐也都有损失。因此淘米时要用冷水，不要用力搓米，淘米次数要少，以减少营养素的流失。做饭、烧粥和制作面食时不要放碱，以免 B 族维生素受损。蔬菜要先洗后切，否则维生素 C 会大量损失，切后在水中浸洗时间越长，维生素 C 损失越多。蔬菜要切后就炒，急火快炒，都可以减少营养素的损失。煮菜要少放水，水沸后放菜，以缩短煮菜的时间。加工动物性食物要尽量切得细、薄，用急火快炒，可拌少量淀粉，使表面凝结，以减少维生素的损失。使用不同材料的炊具也会影响食物中营养素的损失大小。如用铝锅烹调食品，维生素 C 损失最少，约为 0～12%，用铁锅损失为 0～30.7%，而用铜锅损失率可达 30%～80% 。

2. 避免有害物质的产生或去除有毒有害物质

烹调制作食物要避免采用烘烤、烟熏的方法。这类方法会使食物中的蛋白质、脂肪和碳水化合物焦化，产生变性氨基酸和有毒的多环芳香烃等致癌物质。生豆浆含有皂素、抗胰蛋白酶等有害物质，对胃肠道有刺激性，可引起恶心、呕吐、腹泻等症状。生豆浆加热到 80℃ 左右时可出现“假沸”现象，虽有泡沫，但是有害物质未被破坏。因此，在煮豆浆时，在泡沫上溢时可改用小火煮，煮开煮透后方可饮用。四季豆也含皂素、抗胰蛋白酶等，食用前应将四季豆用清水浸泡，然后烧熟煮透，使有毒物质得到破坏。要避免用铁锅煮酸性食物，或用铁器盛醋、酸梅汤、山楂汁等食物，因为酸

会溶解出大量的铁，食用后可导致呕吐、腹痛、腹泻等中毒症状。

3. 使食品具有良好的感官性状，能增进食欲，促进胃肠对食物的消化吸收

婴幼儿进餐时有旺盛的食欲，才能使食物被充分地消化吸收。由于婴幼儿对食物的色、香、味、形都比较敏感，因此要通过对食物的烹调加工，使食物具有良好的感官性状，充分调动起婴幼儿的食欲。学前儿童的口腔较小，口腔黏膜薄嫩，容易受损伤。因此，保教机构给婴幼儿提供的食物不可过烫过硬。婴幼儿的胃容积较小，胃壁的肌肉层和弹性纤维发育还不完善，蠕动能力较差，胃液中的胃酸和酶的强度都较低，因此，加工制作的食物要碎、细、软、烂，不要让婴幼儿食用有浓烈调味和刺激性的食物。婴幼儿肝细胞发育还不成熟，分泌胆汁少，消化脂肪的能力较弱，不宜让他们经常食用过分油腻的食物和油炸食物。

（三）食物贮存

食物贮存指的是为防止食物腐败变质，延长食物可食期限，对食物采取的各种加工措施。食物贮存的处理措施主要有降低或增加温度、去除水分和添加防腐剂等。低温可以降低或者停止食物中微生物的增殖速度，降低食物中酶的活力和化学反应速度。食物冷冻前应尽量保持清洁和新鲜，减少污染，以延长贮存期限。冷冻时，各种食物应分别在适宜的温度和湿度下储存，并在贮存期限内食用。盐腌糖渍可提高渗透压以杀灭或抑制食物中的微生物，防止食物腐败变质。盐腌前，食物要新鲜，食盐要纯净，浓度要足够。糖渍时，糖的浓度必须达到60%～65%，这样才能达到防腐保藏的目的。保教机构食堂的粮食类食物宜贮存在低温通风的地方，注意防霉、防虫和防鼠。皮部厚韧、多蜡质的蔬菜、水果，如南瓜、冬瓜、洋葱、柚、枣等能较长期贮存，而叶菜类和浆果类蔬菜、水果，不耐贮藏，宜趁新鲜时食用。目前市场上各类物资的供应都非常充沛，儿童保教机构膳食供应所需的粮食、肉类、禽蛋、蔬菜、水果等都能随时采购到，因此，除了少数交通不便的保教机构外，都应选购新鲜卫生的食物，减少贮存量，缩短贮存期，以保证婴幼儿膳食的质量。

（四）进食卫生

1. 良好的物理环境

婴幼儿用餐的场所应整齐清洁，空气通畅，温度适宜，桌椅高低适合儿童身高，餐具简单便于使用。进餐时，良好的物理环境有益于婴幼儿保持大脑皮质的兴奋和用餐时的愉快情绪。

2. 良好的心理环境

婴幼儿用餐时的心理环境与保教人员的态度有密切的关系。保教人员在婴幼儿进餐时要给予关心和爱护，对独立进餐有困难的婴幼儿要给予帮助。不能在就餐时批评、训斥孩子，以免造成其情绪低落，大脑皮质受到抑制，导致食欲不振，即使吃下去的食物也不能得到很好的消化吸收。

3. 适当的进餐速度

婴幼儿进餐时保教人员不能一味地要求孩子吃得快，或用“看谁得第一”等方法进行比赛以刺激婴幼儿提高进餐的速度。进餐过快会使食物咀嚼不够，导致消化不良，或因呛噎造成气管异物等情况发生。进餐速度过慢会造成饭菜冰凉，特别是在冬季，会导致婴幼儿胃部不适，消化不良。婴幼儿每餐时间以 20～30 分钟为宜。

4. 进餐时不谈笑打闹

进餐时谈笑打闹会使食物咀嚼不够，影响消化，也易引起食物呛咳或气管异物等。

5. 不强迫婴幼儿进食

婴幼儿突然出现比往日进餐量骤减的情况，一般都是有原因的，要注意观察了解，加强与家长的沟通联系，不要强迫孩子进食，以免造成不良后果。

（五）厨房和炊事人员的卫生

1. 厨房卫生

儿童保教机构的食堂要接受当地卫生主管部门的卫生监督，申领《卫生许可证》。厨房应有合乎卫生要求的工作面积，厨房各室的安排要适合工作程序。生熟食品分开存放，生熟刀案严格分开。厨房内应有排烟、换气、防尘、防蝇、防鼠、防蟑螂的设备。厨房应有消毒的设备，食具每餐用后洗净消毒。煮沸消毒时水要浸没食具，水开后要煮 5 分钟以上。用流动蒸汽消毒，送蒸汽后应有 20 分钟，温度达 95℃ 以上。厨房应有提供清洁水源和排除污水的设施。应有垃圾和污物处理的设施，能及时处理废物，防止害虫滋生和产生臭气。

2. 炊事人员的卫生

厨房炊事人员每年要进行 1～2 次健康体检，接受卫生知识培训，凭卫生防疫部门颁发的合格证持证上岗。如发现炊事人员患有传染病（如肝炎、肺结核、皮肤病等），应立即调离炊事员岗位，痊愈后经体检合格才能恢复工作。炊事人员家属中有人患传染病时，该炊事人员也应暂时离开厨房工作，直至检疫隔离期满才能上岗。厨房炊事人员工作时必须穿工作服，戴工作帽和口罩。炊事人员要注意保持个人卫生，勤洗头、勤换衣服、勤剪指甲。上班前、大小便后要洗手，如厕前要脱去工作服。在烧菜、分菜时不直接从食具中取食物尝味，也不对着食物咳嗽、打喷嚏或说话。

（六）严防食物中毒

误食含毒素的食物所引起的、以急性过程为特征的疾病统称为食物中毒。保教机构中的儿童集体用餐，炊事人员工作量大，且儿童饭菜加工制作要求精细，对食物的加工卫生要求较高。儿童又缺乏食品卫生鉴别的能力，故儿童保教机构的饮食管理人员，一定要严格按照有关饮食卫生管理的要求，为儿童提供饮食，严防食物中毒。

1. 食物中毒的分类

（1）细菌性食物中毒，如沙门氏菌食物中毒、葡萄球菌食物中毒、嗜盐菌食物中毒、肉毒杆菌食物中毒及大肠杆菌食物中毒等。细菌性食物中毒占食物中毒的绝大多数。

（2）有毒动植物中毒，如食用河豚、动物甲状腺、毒蕈、发芽马铃薯等引起的食物中毒。

（3）有毒化学物质中毒，如食用了砷、汞、亚硝酸盐或农药超量的食物引起的毒等。

（4）真菌毒素和霉变食物中毒，如黄曲霉毒素中毒、赤霉毒素中毒、霉变甘蔗中毒。

2. 引起食物中毒的常见原因

食物中毒多因食品被污染所致。食品从生产、加工直到销售的过程中，均可能受到有毒物质的污染。如病原微生物污染食品，并大量繁殖产生毒素；各种有毒化学物质污染食品并达到中毒剂量等。少数食物中毒是因动植物组织本身含有有毒物质，如河豚含有河豚毒素，木薯含有氰甙，如食用前未经合理加工烹调，可致中毒。某些有毒化学物质（砷化物、亚硝酸盐等），其性状与一些食品加工原料类似，偶有误当食盐或食碱等加入食品之中而引起中毒。

3. 食物中毒的发生规律

食物中毒一般潜伏期短、发病急。若为集体暴发，所有病人均有类似的临床表现，发病范围局限于食用该种有毒食物的人群，患者均有在相同时间内食用过同一种食物的经历。细菌性食物中毒有明显的季节性，一般 6—9 月呈现高峰。某些食物中毒在某些地区多发，如新疆地区较多发生肉毒杆菌中毒；而野菜中毒和农药中毒则多发生于农村和市郊。

4. 常见的食物中毒

（1）葡萄球菌中毒

这是较常见的一种细菌性食物中毒。引起中毒的食品主要有奶油、含奶糕点、奶酪等乳制品，禽肉、兽肉的熟制品和火腿、香肠等。葡萄球菌在空气、灰尘、土壤和水中普遍存在。食物被葡萄球菌污染主要来源于人的咽喉、皮肤、头发等处所带的细菌。特别是从事食品加工制作的人，患有手或咽喉化脓感染，最容易污染食品。该病的潜伏期在数小时之内，发病快为其特征。恶心、呕吐、腹痛、腹泻（轻者可无腹泻），不发热或仅微热，经及时治疗，恢复快，1～2 日可治愈。预防措施：食品从业人员、炊事员有化脓性皮肤病或化脓性咽喉炎者，应离开工作岗位，待治愈后再恢复工作。平时注意个人卫生。注意乳制品的制作、保存及出售过程中的卫生。装乳用具要勤清洗、勤消毒。

（2）沙门氏菌中毒

这也是一种常见的细菌性食物中毒。沙门氏菌可在多种动物肠道内繁殖，带菌患病的家畜、家禽的肉尸和内脏均带有大量活菌苗。病畜病禽是引起沙门氏菌食物中毒的主要食品来源，其次为蛋类、鱼及牛羊乳等。

该病潜伏期一般为 6～24 小时，发病即有高热、呕吐、腹痛、腹泻，大便为黄绿色水样便，有恶臭，便中有黏液、脓血。若治疗不及时可导致死亡。

预防措施：加强家畜家禽的饲养管理，预防传染病。严格执行屠宰前、后和存储、运输、销售过程中的卫生要求。对肉食企业、饮食行业、食堂的工作人员定期进行带菌检查。对集体儿童保教机构的厨房，应严格按照饮食卫生要求进行检查监督，保证食品卫生。

(3) 致病大肠杆菌中毒

大肠杆菌是人体寄生菌，一般情况下不致病。当机体抵抗力下降，进食被大量大肠杆菌污染的食品，可发生食物中毒。常因熟肉、点心、乳制品等被污染，或炊事员、饮食行业工作人员患急性腹泻，脏手接触食品所致。这类中毒潜伏期短，一般为10～24小时，主要症状为食欲不振、腹泻、呕吐、大便水样，无发热或微热。经及时治疗，可在一周内恢复健康。

预防措施：不采购病畜病禽的肉及内脏；炊事员、食品企业工作人员患急性腹泻时，应及时治疗，在治愈前不可以从事接触食品的工作；酸牛奶、酱油、点心、凉拌菜等，因在食用前不再加热，须严格防止病菌污染。

(4) 肉毒杆菌中毒

引起肉毒杆菌食物中毒的食品，因各民族、各地区饮食习惯不同而有所区别。有的以鱼制品为主（如沿海居民），有的以火腿、腊肠等食品为主（如欧洲一些民族和我国西部的少数民族）。在我国内陆地区主要以家庭自制发酵豆制食品为主，如臭豆腐、豆豉酱等，青海、西藏、新疆等地，则以肉类引起为多。上述食品经密封缺氧下储存，肉毒杆菌大量繁殖产生毒素，人摄入后可导致中毒。该病潜伏期长达1～2天，甚至数日，潜伏期长短主要取决于摄入毒素的量和毒力大小。中毒症状与其他细菌性食物中毒明显不同，不发热，很少有胃肠道症状，主要表现为神经症状。发病初期有头晕、头痛、乏力、走路不稳、眼睑下垂、视力模糊、复视等症状，严重时可出现言语不清、不能吞咽、失音、呼吸困难，以至因呼吸麻痹而死亡。病死率在50％以上。

预防措施：加强食品卫生管理，结合不同地区的饮食习惯与肉毒杆菌食物中毒的有关情况，改进食品加工和食用方法，对易引起这类中毒的食品，食前必须充分加热。

(5) 亚硝酸盐中毒

人体摄入过量的亚硝酸盐可引起中毒。某些蔬菜，如莴苣、萝卜、甜菜、菠菜、韭菜、芹菜、卷心菜等可从土壤中蓄积大量硝酸盐，蔬菜腐烂变质时，硝酸盐还原成亚硝酸盐，食用已腐烂的蔬菜或变质的剩菜，可引起亚硝酸盐中毒。腌咸菜盐水浓度低、腌渍时间短，所含亚硝酸盐较多，易致中毒。某些地区的井水含有大量硝酸盐，特别是连续使用的蒸锅水，经多次熬煮浓缩，用以烹调食物或饮用更易引起中毒。亚硝酸盐被吸收入血液，作用于红细胞，使正常血红蛋白（含二价铁）氧化成高铁血红蛋白（含三价铁），失去携带和转运氧的能力，引起组织缺氧，造成高铁血红蛋白血症。轻症患者主要是皮肤、黏膜青紫，尤以口唇、口周、甲床明显；重者青紫加重，头晕乏力，嗜睡，呼吸急促；严重时可发生昏迷、惊厥、血压下降，若不及时抢救，可因呼吸衰竭而死亡。

预防措施：加强蔬菜运输、贮存过程的卫生管理，存放点应阴凉、通风，防止日晒、雨淋。不吃变质腐烂的蔬菜。为婴儿制作菜泥，现做现吃，保持新鲜。不用苦井水（含硝酸盐过多）烧煮饭菜。腌咸菜用盐浓度不能太低，至少腌半个月后再食用。

(6) 毒蕈食物中毒

蕈，俗称蘑菇，属高等真菌类植物。可分为食蕈、条件可食蕈和毒蕈3类。食蕈味道鲜美，有一定的营养价值；条件可食蕈，通过加热、水洗或晒干等处理方可食用；毒蕈是指食后可引起中毒的蕈类。主要的毒蕈有捕蝇蕈、斑毒蕈、白帽蕈、绿帽蕈、马鞍蕈等百余种。毒蕈中毒多发生在高温多雨的夏秋季节，多因采摘野生鲜蕈，误食毒蕈中毒。中毒的症状依毒蕈种类不同而不同：

①急性胃肠道症状。常见于毒粉褶蕈、牛肝蕈中毒，潜伏期数小时。轻者呕吐、腹痛、腹泻，重者可发生脱水、酸中毒、休克、昏迷以至死亡。

②神经精神症状。多由捕蝇蕈、斑毒蕈引起，潜伏期数小时。除胃肠道症状外，尚有多汗、流涎、脉缓、瞳孔缩小等副交感神经兴奋症状，可致死亡。

③溶血。主要是马鞍蕈引起的，潜伏期6～12小时。除胃肠道症状外，发生急性溶血性贫血。

④肝脏损害。多见于白帽蕈、绿帽蕈中毒。初期有胃肠道症状，如恶心、食欲差，继之发生肝肿大、肝功能异常等，可致死亡。发现误食毒蕈，应及时就医洗胃，以迅速排出尚未吸收的毒素。

预防措施：加强预防毒蕈中毒的宣传，提高广大群众对毒蕈的识别能力。采蕈、选蕈要在有经验的采蕈者指导下进行。一般情况下，毒蕈有以下特点：色彩鲜艳，伞盖和茎上有斑点、疣点、裂沟、生泡、流浆发黏或生有脉络，伞盖肉薄、茎基部有毒托，茎易纵裂，以及奇形怪状，采后容易变色，夜间发磷光等。

(7) 发芽马铃薯食物中毒

马铃薯的发绿或发芽部分含有可达中毒量的龙葵素。成熟的马铃薯每100克含龙葵素2～13毫克，发绿部分可含龙葵素80～100毫克；马铃薯芽每100克约含龙葵素高达500毫克，摄入过量龙葵素可引起中毒症状。食后数十分钟至数小时发病（依进食量而异）。

主要症状为恶心、呕吐、腹痛、腹泻，严重吐泻可致脱水、血压下降。中毒严重者可有发热、烦躁、谵妄、昏迷、呼吸困难，甚至因呼吸衰竭而死亡。

预防措施：马铃薯应存放于干燥、通风、低温之处，避免暴露在日光下，以免发绿或生芽。已发芽的马铃薯不宜再食。生芽不多的马铃薯，对芽孔周围及已发紫变青的皮肉应彻底削除，剩余部分切碎浸泡，煮熟煮透，方可食用。

(8) 四季豆食物中毒

四季豆包括芸豆、扁豆、青豆、刀豆、豆角等，内含皂素、胰蛋白酶抑制物等有毒物质。皂素对消化道黏膜有强烈刺激性和溶血作用。胰蛋白酶抑制物质可抑制胰蛋白酶活性，对胃肠道也有一定的刺激作用。上述两种有毒物质须在100℃以上高温才能被破坏。食入没有加工熟透的四季豆可致中毒。该病主要为胃肠道症状，食后2～4小时即发生恶心、呕吐、腹痛、腹泻，重者可致脱水、酸中毒。体温一般正常。经及时治疗，可于1～2日内恢复健康。

预防措施：食用前将四季豆用清水浸泡，然后烧熟煮透，吃时无生味和苦硬感，所含毒素即已被破坏。

（9）黄曲霉素食物中毒

黄曲霉素是目前发现的化学致癌物中最强的物质之一，主要存在于被黄曲霉素污染过的粮食、油及其制品中。其中玉米和花生的污染较重，大米的污染较轻；在食用植物油中，花生油的污染较多；某些发酵食物，如酱豆腐、黄酱、甜面酱等也易受黄曲霉素污染。黄曲霉素对食物的污染，以长江沿岸及长江以南地区较多。黄曲霉素急性中毒，早期症状为发烧、腹痛、呕吐、食欲减退等，2～3周后发生肝区疼痛、黄疸、腹水、下肢浮肿及肝功能异常，主要造成肝、肾损害，病势凶险，病死率高。慢性中毒与肝癌、骨癌、直肠癌、乳腺癌等的发生有关。家庭中，可把米反复淘洗，或用高压锅蒸食，去毒简便可行。

（10）霉变甘蔗中毒

由于食用保存不当而霉变的甘蔗引起的急性食物中毒。甘蔗自广东、广西运至北方保存过冬，待春季售出时部分甘蔗已霉变。霉变甘蔗食物中毒，潜伏期一般为15～30分钟，最长者达1～2日。发病初期有头晕、头痛、恶心、呕吐、腹痛和腹泻等症状。重者有阵发性抽搐、瞳孔散大，进而昏迷以至死亡。部分生存者因中枢神经系统受损，留有后遗症，肢体呈痉挛性瘫痪，并常有抽搐发作。

预防措施：霉变的甘蔗，外皮失去正常光泽、质软，髓质部呈灰黑、棕褐或浅黄色，有酒味、酸味或霉味，不能食用。

（11）烂白薯食物中毒

烂白薯食物中毒又称白薯黑斑病中毒。白薯储藏不当可致腐烂变黑。病变部分表面凹陷、较硬，呈褐色或黑色斑块，有苦味。引起白薯黑斑病的病菌及其毒素耐高热、水煮，蒸、烤都不能破坏其毒性，人生吃或熟吃烂白薯都可能导致中毒。一般于食后24小时内发病，有恶心、呕吐及腹泻等症状。中毒严重者体温升高，呼吸困难，肌肉痉挛，瞳孔散大，可致死亡。

预防措施：烂白薯不能吃。即便挖去黑的部分仍应浸泡后换水，煮透弃汤，最好少食用。

（12）白果中毒

白果又名银杏，幼儿生食5～10粒即可引起中毒。该病轻者表现乏力，食欲不振，很快可恢复；稍重者则有呕吐、腹泻、发热、昏睡，经1～2日可好转；重者有剧烈呕吐及阵发性惊厥，肢体先强直而后松弛，瞳孔散大，对光反应消失，可致呼吸及循环衰竭而死亡。

预防措施：白果不能生吃。熟食不宜过量，食时应去除绿色的胚。

（13）含氰甙果仁中毒

桃、杏、枇杷、李子、杨梅、樱桃的核仁皆含有苦杏仁甙和杏仁甙酶。苦杏仁甙遇水，在苦杏仁甙酶的作用下分解为氢氰酸等物质，食后可致中毒。苦的桃仁、杏仁比甜的毒性高10倍，生食数粒即可中毒。该病一般于食后2～6小时发生症状。轻者有恶心、呕吐、头痛、头晕、乏力、烦躁不安等症状；重者昏迷、惊厥、体温降低、血压下降、呼吸困难、瞳孔散大，可死于呼吸肌麻痹。

预防措施：告诉儿童上述果仁有毒，不可取食。

四、设备卫生

儿童保教机构设备和用具的基本卫生要求是，适合学前儿童身心发育的特点，安全耐用，有良好的感官性状，不会给学前儿童的身心健康带来危害。

（一）教学设备卫生

1. 桌椅

儿童保教机构的桌椅，供学前儿童在进餐、饮水、游戏和学习时使用。儿童桌的特点是常将两张或多张桌子组合在一起，供若干学前儿童围坐，或者数名儿童共用一桌。在一日活动中，根据不同的生活或活动环节的需要，桌子的布置形式、布置或撤去会经常发生变化。儿童椅的特点是一人一把，根据需要经常搬动。桌椅的各部分大小都有其卫生学依据，即桌椅的尺寸是根据学前儿童的身高及身体各部分的比例等因素确定的。桌椅的尺寸和结构应能使学前儿童在最舒适的坐姿下进行各种活动。良好的坐姿应该是：脊柱正直，活动时头部不过分前倾，不耸肩，不歪头，两肩之间的连线与桌缘平行，前胸不受压迫，大腿水平，两足着地，保持一个均衡稳定而又不易增加疲劳程度的体位，使血液循环流畅，呼吸自如，下肢的神经干不受压迫。合乎儿童身材大小的桌椅能使学前儿童保持良好的坐姿，减少疲劳程度，预防姿势性脊柱弯曲，有利于保护视力；不符合卫生要求的桌椅会使学前儿童坐姿不良，肌肉持续紧张，疲劳程度增加。

儿童桌椅的尺寸主要有桌高、桌下净空高度、桌面宽度、桌面深度、椅面高、椅面宽度和椅面有效深度等。

桌高是指桌面上缘的垂直高度。桌高与椅面高之差为桌椅高差，它是儿童桌椅中对学前儿童就座姿势影响最大的一个指标，合乎卫生学要求的桌椅高差能使学前儿童就座时双臂自然地放在桌面，两肩齐平，背部挺直。桌椅高差如果过大，儿童在学习、活动时一侧肩膀（尤其是右肩）就要抬高；桌椅高差过小，儿童就会弯腰、驼背。桌下净空高度是指大腿上方的桌下构件离地面的垂直高度。为了保证学前儿童使用的桌子有足够的桌下净空高度，桌子一般不设放置书物的抽屉或隔板，也不设踏板。这样不仅可使学前儿童能自由放置下肢，还可减轻桌子的重量，便于搬动。

桌面宽度是指坐人侧桌缘左右方向的尺寸，弧形桌缘的桌面宽度按弦长计算尺寸。桌面深度是垂直于坐人侧桌缘、桌面前后方向的尺寸。由于保教机构儿童桌的桌面有梯形、扇形、长方形等各种形状，共用一张桌子的学前儿童人数也多少不一，在桌面宽度和桌面深度的基本尺寸规定后，其他具体尺寸可根据需要有所不同。椅面高度是指椅面前缘最高点距地面的垂直高度。合乎卫生要求的椅面高，应保证儿童就座后，躯干的重量能合理地分布在臀部、大腿和足底三个支撑面上。如果椅面太低，大腿的前部便会抬起，减少支撑身体的面积；如果椅面过高，则足趾离地或两脚悬吊，不但使足部失去支持力，同时下肢的血管和神经干也受到压迫；或者为了获得足部的支持，而将臀部向前移动，这种不稳定的坐姿容易使学前儿童疲劳程度增加。适宜的椅面高度应与小腿高相适应，等于腓骨头点高或再低 1 厘米（在穿鞋的情况下），使腘窝下无明显的压力。椅面宽度是椅面前缘左右方向的尺寸。椅面宽度应略大于坐姿臀宽。宽度尺寸过大，会增加椅子重量，不便于儿童搬动。椅面有效深度是椅面前缘与椅靠背最前点之间的水平距离。合乎卫生学要求的椅面有效深度，应使学前儿童坐下后大腿的大部分在椅面上。儿童保教机构儿童桌椅的基本尺寸可参见表 8-4。此外，保教机构儿童桌椅应为木制品或电木制品，椅面和靠背面不加装软垫，桌椅的外露棱角要削圆，无毛刺。每把椅子的重量不应超过 2 千克。椅靠背稍向后倾斜，从水平面算起约呈 96°角为宜。保教人员应懂得合理管理和正确使用桌椅，充分发挥桌椅卫生的效能。学前儿童正处于身体发育较快的时期，因此，为学前儿童配置桌椅应是动态的，应为儿童身体的发育和成长留有余地，经常根据儿童的生长发育的状况做相应的调整。由于同一年龄段学前儿童在身高上存在着较大的个别差异，一个班级的桌椅尺寸不应强调整齐划一，应根据不同身高情况为儿童配置相适应的桌椅。保教人员还应教育儿童养成保持正确坐姿的良好习惯，要求儿童在就座时胸前有 3～5 厘米的自由距离，这样既能避免桌子挤压胸部，又能很好地利用椅靠背。

表 8-4　学前儿童课桌椅的基本尺寸　　单位：厘米

使用者的参考身高	桌高	桌下净空高度	每个席位桌面宽度	每个席位桌面深度	椅面高度	椅面有效深度	椅面宽度	靠背上缘离椅面高度	靠背左右方向的宽度
120±7	55	不低于 45	不小于 50	38～43	30	29	27	25	25
105～119	51	不低于 41	不小于 50	38～43	28	29	27	24	25
105±7	48	不低于 38	不小于 50	38～43	26	26	25	23	23
90～104	44	不低于 35	不小于 50	38～43	24	26	25	22	23
90±7	41	不低于 33	不小于 45	35～39	22	22	23	21	21
75～89	38	不低于 30	不小于 45	35～39	20	22	23	20	21

2. 教具和学具卫生

保教机构中儿童使用的图书、图片、直观教具、笔和颜料、纸张等教具和学具，都应符合卫生标准和卫生要求，平时和用完后放在专用的橱柜内。学前儿童阅读的图书中的图形、文字和符号，都是视觉刺激物，符合卫生要求的图书对于保护视力具有重要意义。儿童保教机构选用的供儿童阅读的图书，其图形、文字和符号印刷应清晰，大小适宜，色彩协调、柔和，不过分刺激视觉，不易引起视觉疲劳。选用的图书开本、厚薄和重量应适当，图书的纸张要有一定的强度和韧性，纸面光滑而不反光，以便儿童阅读。图书装订要结实耐用，要防止因装订质量差，造成订书钉等刺伤儿童。儿童保教机构的图书要经常消毒。图书的消毒，可放在太阳下翻晒 4～6 小时。对于太脏太旧的图书应及时换新。学前儿童使用的铅笔、蜡笔、水彩笔、油画棒和绘图颜料等均应不含有毒成分，笔杆上所涂的颜料上，应有不易脱落、不溶于水和唾液的表面漆膜。儿童使用的笔，笔杆粗细应适中，过粗或过细的笔杆会使儿童握笔时的手动作不协调，手指关节和肌肉过分紧张。儿童绘画或书写时使用的纸张应是白色或浅色的，纸张的质地要求结实、坚韧。

（二）生活设备卫生

1. 柜橱

儿童保教机构的活动室和卧室内设玩具柜、教具柜和被褥橱等。为了在室内给儿童留下更大的活动空间，避免儿童在活动时拥挤，活动室不应设过多的家具，亦可将柜橱等家具设置在墙内。设置在墙内或墙外的柜橱，其高度可相当于儿童的平均身高，为 1～1.15 米，深度约相当于儿童的手臂长，为 35～50 厘米。为了避免柜橱底下积灰尘或日常打扫的方便，可将柜橱底直落在地板上。各种柜橱在设计和制作时，注意避免可能伤害儿童的棱角，柜橱门上的拉手也应注意安全性。

2. 儿童床

寄宿制的儿童保教机构和具备条件的全日制保教机构应为儿童准备专用的小床和寝具，以免儿童之间疾病的相互传播。床的大小应适合儿童的身材，床长应为身高再加 15～25 厘米，床宽应为肩宽的 2～2.5 倍。为了便于儿童能够自己铺床叠被，床不应过高。床的四周应有栏杆。

儿童用床必须坚固稳定，以木板床为宜，也可用普通藤绷床，但要注意床绷的通气性和软硬度。学前儿童不宜用弹簧床、沙发床，因为这类床不利于学前儿童保持正确的睡姿。帆布床较为轻便，也可采用，但使用时必须扯紧帆布，否则也不利于儿童保持正确的睡姿。为了方便学前儿童就寝，保证儿童的安全，儿童保教机构不宜使用双层床。卧室的布置应注意床的排列，床与床之间不宜靠得太近，要留出通路，以方便保教人员照顾儿童。

3. 更衣室、盥洗室的家具

保教机构的更衣室内应有挂衣架和镜子。挂衣架的样式很多，一般常用的有隔离式挂衣架和敞开式挂衣架两种。隔离式挂衣架，每名儿童一格，无门，分上中下 3 层，上层可放帽子、手套等，中层挂放外衣，下层放鞋子。衣钩安装在中层后壁的上方。敞开式挂衣架不分格子，可将若干个挂衣钩安装在架子的上部，挂衣架无后壁，也无门，架底离地 10～15 厘米处，可设一层搁板放置鞋子。更衣室内应设镜子，便于学前儿童自己穿脱衣服和检查服饰的整洁状况。镜子可离地面高 25～30 厘米。盥洗室内应设有毛巾架和放置杯子的位置，也应设有镜子。

4. 卫生用具

儿童保教机构使用的卫生用品种类很多，包括肥皂、毛巾、牙刷、牙膏、护肤剂、手纸等。正确选用卫生用品能保护学前儿童健康，反之则会给儿童带来不同程度的伤害。要选用刺激性小的肥皂。学前儿童皮肤薄嫩，保护机能差，易损伤，因此，要防止碱性重的肥皂损伤儿童的皮肤。用肥皂洗手后要用清水冲洗干净。药皂中含有适量的消毒剂，除能去污外还有一定的消毒作用，硼酸浴皂适合学前儿童洗澡使用。香皂含碱很少，多属中性，适合儿童洗脸用。保教机构要为儿童选用质地柔软的毛巾。毛巾不宜太大太厚，应便于学前儿童自己盥洗。每次盥洗后应将毛巾搓洗干净后晾挂，经常保持干燥。毛巾应经常放在日光下曝晒，或煮沸消毒。要为学前儿童选用儿童牙刷和牙膏。牙刷的毛要稍短，横排 2～3 排，竖排 6～7 排。刷牙后要将牙刷冲洗干净、甩干，刷头朝上放在杯子里或牙刷架上。干燥的牙刷不利于细菌生长，可准备 2 把牙刷交替使用。氟化牙膏对预防龋齿有一定的作用，但应注意，药物牙膏要与普通牙膏交替使用。

要为学前儿童选用卫生、柔软的手纸，要教会学前儿童便后正确使用手纸的方法。

（三）游戏和体育设备卫生

1. 玩具卫生

玩具是供学前儿童游戏和学习时使用的必备物品，符合卫生学要求的玩具对儿童身体、智力、情绪情感和人格的健康发展具有积极的作用。儿童保教机构中的玩具为全体儿童所共用，不符合卫生标准和卫生要求的玩具，被污染的玩具或对玩具管理不当都会对儿童产生伤害。因此，在保教机构中为儿童选择符合卫生要求的玩具，按卫生要求管理玩具是保教机构卫生工作的一项重要内容。

对玩具的卫生要求主要应考虑不易传染疾病、无毒、安全以及不对学前儿童产生心理伤害等问题。玩具的种类很多，制作材料也各不相同。从流行病学的意义来说，用塑料制作的玩具易保持清洁，不易污染，便于清洗消毒；用金属、橡胶和木材制作的玩具也比较理想；用布料和人造毛皮制作的玩具最容易受污染，且不易消毒，因此在儿童保教机构中不宜选用。儿童保教机构在选用玩具时，还应考虑玩具制作材料的毒性问题。学前儿童常将玩具放入口中，有毒性材料制成的玩具会给学前儿童的健康带来损害。聚乙烯塑料和有机玻璃等无毒性，制成的玩具适合儿童使用。酚醛塑料（电木）含有未充分整合的酚和醛，聚氯乙烯塑料常加入大量有毒的增塑剂，这些有毒物质会被唾液溶解。因此，不应选用这类材料制成的玩具。玩具表面涂料含有的砷、铅、汞或者其他有毒物质必须低于卫生标准，在有颜色的外层上应涂刷 2～3 层透明漆，以形成牢固的保护薄膜。颜料和透明漆都应无臭无味，不溶于唾液和水。

保教机构选用的儿童玩具对学前儿童应是安全的，不会使儿童发生外伤。玩具应无锐利的棱角或锯齿，玩具应有一定的强度和韧性，不易折断形成新的棱角。木质玩具的表面应平滑，无尖刺，无裂纹。金属玩具即使在损坏的情况下也不应出现锋利的快口，不能有任何外露的钉子、螺丝、插销等。积木、积塑、拼板、串珠、摆件等玩具不宜过小，以免学前儿童误吞或放入耳道、鼻孔之中。为了适合学前儿童的体力，大型积木应是空心的，每块积木的重量不宜超过 2 千克。儿童玩具应对学前儿童的心理健康有良好的促进作用。玩具在外形和功能上要能吸引儿童，引起儿童良好的感知觉和情绪情感，能产生想玩、爱玩的兴趣和愿望。儿童保教机构不宜选用能吹出声响的玩具，如口琴、口哨等。塑料袋、薄质织物袋不能当玩具，以防儿童将其套在头上，口鼻被裹紧而造成意外窒息。在外形和功能上带有恐怖色彩的易引起学前儿童视觉、听觉或触觉不安的玩具以及具有赌博、迷信色彩的玩具，都不宜给学前儿童玩。

儿童保教机构对玩具应有严格的管理制度。玩具放置要有专用玩具橱柜。保教机构各班级的玩具应只限本班使用，在班级之间进行交换时，必须经过彻底的消毒处理。一般情况下，即使不在班级间交换使用玩具，对玩具也应进行经常性的定期消毒。玩具的消毒方法有用温水肥皂洗涤，或用0.2%的漂白粉溶液浸泡，这两种方法都要用清水反复漂洗冲净。玩具消毒还可用蒸煮、日晒的方法。最为有效而又不损坏玩具的消毒方法是用紫外线照射。保教机构新添置的玩具都应经过消毒处理后方可使用。对于已损坏的玩具，应及时修复；对于过分陈旧的玩具，应报废处理。

儿童经常开展玩沙、玩水的游戏。给学前儿童提供的沙子和黏土要放置于专用的玩沙箱内，或有专用沙坑。沙子要定期更换，或清洗晒干后给儿童使用。戏水池内的水要经常更换。儿童保教机构的戏水池、游泳池要加强卫生管理，严格按照国家关于游泳池池水管理的有关规定进行卫生监督，防止皮肤病等的交叉感染。儿童玩沙、玩水结束后要及时洗手。

2. 体育设施卫生

学前儿童体育用具，按运动的性能可分为摆动类、攀登类、旋转类、滑引类和颠簸类5类。其中有大型体育器械，如攀登架、跷跷板、滚桶、浪船等；也有小型体育用具，如木马、皮球、沙包、藤圈、哑铃等。体育用具的卫生要求是，要适合学前儿童的身心特点，促进学前儿童身体健康的发展；要坚固、耐用、平滑、安全；要简单、轻巧、美观；还要便于修理和保养。大型体育器械一般应安置在草坪上，有些大型体育器械（如攀登架）下应设有沙坑或软垫，以防儿童摔伤。在学前儿童使用体育用具进行体育活动时，保教人员应加强指导和保护，防止意外事故的发生。

思考与练习
SIKAOYULIANXI

1. 集体儿童保教机构应从哪些方面搞好卫生保健工作？

2. 幼儿园一日生活日程有哪些环节？试为幼儿园的小班、中班、大班分别制定一套冬（夏）季一日生活日程。

3. 为什么说安全是幼儿园的首要大事？如何做好幼儿园的安全工作？

4. 幼儿园房舍的采光有什么要求？充足的采光有什么重要意义？

5. 托幼机构的儿童玩具、学习用具有什么卫生要求？

6. 加强饮食卫生管理是幼儿园卫生工作的重要内容，如何搞好幼儿园的饮食卫生管理？

附　录

附录1　各种食物营养成分表

类别	食物名称	蛋白质（克）	脂肪（克）	碳水化合物（克）	热量（千卡）	无机盐类（克）	钙（毫克）	磷（毫克）	铁（毫克）
谷类	大米	7.5	0.5	79	351	0.4	10	100	1.0
	小米	9.7	1.7	77	362	1.4	21	240	4.7
	高粱米	8.2	2.2	78	385	0.4	17	230	5.0
	玉蜀黍	8.5	4.3	73	365	1.7	22	210	1.6
	大麦仁	10.5	2.2	66	326	2.6	43	400	4.1
	面粉	12.0	0.8	70	339	1.5	22	180	7.6
干豆类	黄豆（大豆）	39.2	17.4	25	413	5.0	320	570	5.9
	青豆	37.3	18.3	30	434	5.0	240	530	5.4
	黑豆	49.8	12.1	19	384	4.0	250	450	10.5
	赤小豆	20.7	0.5	58	318	3.3	67	305	5.2
	绿豆	22.1	0.8	59	332	3.3	34	222	9.7
	花豇豆	22.6	2.1	58	341	2.5	100	456	7.9
	豌豆	24.0	1.0	58	339	2.9	57	225	0.8
	蚕豆	28.2	0.8	49	318	2.7	71	340	7.0
鲜豆类	青扁豆荚（鹊豆）	3.0	0.2	6	38	0.7	132	77	0.9
	白扁豆荚（刀子豆）	3.2	0.3	5	36	0.8	81	68	3.4
	四季豆（芸豆）	1.9	0.8	4	31	0.7	66	49	1.6
	豌豆（准豆、小寒豆）	7.2	0.3	12	80	0.9	13	90	0.8
	蚕豆（胡豆、佛豆）	9.0	0.7	11	86	1.2	15	217	1.7
	菜豆角	2.4	0.2	4	27	0.6	53	63	1.0

续表

类别	食物名称	蛋白质（克）	脂肪（克）	碳水化合物（克）	热量（千卡）	无机盐类（克）	钙（毫克）	磷（毫克）	铁（毫克）
豆类制品	黄豆芽	11.5	2.0	7	92	1.4	68	102	6.4
	豆腐浆	1.6	0.7	1	17	0.2	—	—	—
	北豆腐	9.2	1.2	6	72	0.9	110	110	3.6
	豆腐乳	14.6	5.7	5	30	7.8	167	200	12.0
	绿豆芽	3.2	0.1	4	30	0.4	23	51	0.9
	豆腐渣	2.6	0.3	7	41	0.7	16	44	4.0
根茎类	小葱（火葱、麦葱）	1.4	0.3	5	28	0.8	63	28	1.0
	大葱（青葱）	1.0	0.3	6	31	0.3	12	46	0.6
	葱头（大蒜）	4.4	0.2	23	111	1.3	5	44	0.4
	芋头（土芝）	2.2	0.1	16	74	0.8	19	51	0.6
	红萝卜	2.0	0.4	5	32	1.4	19	23	1.9
	荸荠（乌芋）	1.5	0.1	21	91	1.5	5	68	0.5
	甘薯（红薯）	2.3	0.2	29	127	0.9	18	20	0.4
	藕	1.0	0.1	6	29	0.7	19	51	0.5
	白萝卜	0.6	—	6	26	0.8	49	34	0.5
	马铃薯（土豆、洋芋）	1.9	0.7	28	126	1.2	11	59	0.9
叶菜类	黄花菜（鲜金针菜）	2.9	0.5	12	64	1.2	73	69	1.4
	黄花（金针菜）	14.1	0.4	60	300	7.0	463	173	16.5
	菠菜	2.0	0.2	2	18	2.0	70	34	2.5
	韭菜	2.4	0.5	4	30	0.9	56	45	1.3
	苋菜	2.5	0.4	5	34	2.3	200	46	4.8
	油菜（胡菜）	2.0	0.1	4	25	1.4	140	52	3.4
	大白菜	1.4	0.3	3	19	0.7	33	42	0.4
	小白菜	1.1	0.1	2	13	0.8	86	27	1.2
	洋白菜（椰菜）	1.3	0.3	4	24	0.8	100	56	1.9
	香菜（芫荽）	2.0	0.3	7	39	1.5	170	49	5.6
	芹菜茎	2.2	0.3	2	20	1.0	160	61	8.5
菌类	蘑菇（鲜）	2.9	0.2	3	25	0.6	8	66	1.3
	口蘑（干）	35.6	1.4	23	247	16.2	100	162	32.0
	香菌（香菇）	13.0	1.8	54	384	4.8	124	415	25.3

续表

类别	食物名称	蛋白质（克）	脂肪（克）	碳水化合物（克）	热量（千卡）	无机盐类（克）	钙（毫克）	磷（毫克）	铁（毫克）
菌类	木耳（黑）	10.6	0.2	65	304	5.8	357	201	185.0
海菜类	海带（干，昆布）	8.2	0.1	57	262	12.9	2250	—	150.0
	紫菜	24.5	0.9	31	230	30.3	330	440	32.0
茄瓜果类	南瓜	0.8	—	3	15	0.5	27	22	0.2
	西葫芦	0.6	—	2	10	0.6	17	47	0.2
	瓠子（龙蛋瓜）	0.6	0.1	3	15	0.4	12	17	0.3
	丝瓜（布瓜）	1.5	0.1	5	27	0.5	28	45	0.8
	茄子	2.3	0.1	3	22	0.5	22	31	0.4
	冬瓜	0.4	—	2	10	0.3	19	12	0.3
	西瓜	1.2	—	4	21	0.2	6	10	0.2
	甜瓜	0.3	0.1	4	18	0.4	27	12	0.4
	菜瓜（地黄瓜）	0.9	—	2	12	0.3	24	11	0.2
	黄瓜	0.8	0.2	2	13	0.5	25	37	0.4
	西红柿（番茄）	0.6	0.3	2	13	0.4	8	32	0.4
水果类	柿子	0.7	0.1	11	48	2.9	10	19	0.2
	枣	1.2	0.2	24	103	0.4	41	23	0.5
	苹果	0.2	0.6	15	60	0.2	11	9	0.3
	香蕉	1.2	0.6	20	90	0.7	10	35	0.8
	梨	0.1	0.1	12	49	0.3	5	6	0.2
	杏	0.9	—	10	44	0.6	26	24	0.8
	李子	0.5	0.2	9	40	—	17	20	0.5
	桃	0.8	0.1	7	32	0.5	8	20	1.0
	樱桃	1.2	0.3	8	40	0.6	6	31	5.9
	葡萄	0.2	—	10	41	0.2	4	15	0.6
干果及硬果类	花生仁（炒熟）	26.5	44.8	20	589	3.1	71	399	2.0
	栗子（生及熟）	4.8	1.5	44	209	1.1	15	91	1.7
	杏仁（炒熟）	25.7	51	9	597	2.5	141	202	3.9
	菱角（生）	3.6	0.5	24	115	1.7	9	49	0.7
	红枣（干）	3.3	0.5	73	309	1.4	61	55	1.6

续表

类别	食物名称	蛋白质（克）	脂肪（克）	碳水化合物（克）	热量（千卡）	无机盐类（克）	钙（毫克）	磷（毫克）	铁（毫克）
走兽类	牛肉	20.1	10.2	—	172	1.1	7	170	0.9
	牛肝	18.9	2.6	9	135	0.9	13	400	9
	羊肉	11.1	28.8	0.5	306	0.9	11	129	2
	羊肝	18.5	7.2	4	155	1.4	9	414	6.6
	猪肉	16.9	29.2	1.1	335	0.9	11	170	0.4
	猪肝	20.1	4.0	2.9	128	1.8	11	270	25
乳类	牛奶（鲜）	3.1	3.5	4.6	62	0.7	120	90	0.1
	牛奶粉	25.6	26.7	35.6	48.5	—	900	—	0.8
	羊奶（鲜）	3.8	4.1	4.6	71	0.9	140	—	0.7
飞禽	鸡肉	23.3	1.2	—	104	1.1	11	190	1.5
	鸭肉	16.5	7.5	0.1	134	0.9	11	145	4.1
蛋类	鸡蛋（全）	14.8	11.6	—	164	1.1	55	210	2.7
	鸭蛋（全）	13	14.7	0.5	186	1.8	71	210	3.2
	咸鸭蛋（全）	11.3	13.2	3.3	178	6	102	214	3.6
爬虫	田鸡（青蛙）	11.9	0.3	0.2	51	0.6	22	159	1.3
	甲鱼	16.5	1	1.5	81	0.9	107	135	1.4
蛤类	河螃蟹	1.4	5.9	7.4	139	1.8	129	145	13.0
	明虾	20.6	0.7	0.2	90	1.5	35	150	0.1
	青虾	16.4	1.3	0.1	78	1.2	99	205	0.3
	虾米（河产及海产）	46.8	2	—	205	25.2	882	—	—
	田螺	10.7	1.2	3.8	69	3.3	357	191	19.8
	蛤蜊	10.8	1.6	4.8	77	3	37	82	14.2
鱼类	鲫鱼	13	1.1	0.1	62	0.8	54	20.3	2.5
	鲤鱼	18.1	1.6	0.2	88	1.1	28	17.6	1.3
	鳝鱼	17.9	0.5	—	76	0.6	27	4.6	4.6
	带鱼	15.9	3.4	1.5	100	1.1	48	53	2.3
	黄花鱼（石首鱼）	17.2	0.7	0.3	76	0.9	31	204	1.8

续表

类别	食物名称	蛋白质（克）	脂肪（克）	碳水化合物（克）	热量（千卡）	无机盐类（克）	钙（毫克）	磷（毫克）	铁（毫克）
油脂及其他	猪油（炼）	—	99	—	891	—	—	—	—
	芝麻油	—	100	—	900	—	—	—	—
	花生油	—	100	—	900	—	—	—	—
	芝麻酱	20.0	52.9	15	616	5.2	870	530	58
	豆油	—	100	—	900	—	—	—	—

来源：人民网（每百克食物所含的成分）

附录 2　7 岁以下儿童身高和体重参照标准

表 1　7 岁以下男童身高（长）标准值（cm）

年龄	月龄	－3SD	－2SD	－1SD	中位数	＋1SD	＋2SD	＋3SD
出生	0	45.2	46.9	48.6	50.4	52.2	54.0	55.8
	1	48.7	50.7	52.7	54.8	56.9	59.0	61.2
	2	52.2	54.3	56.5	58.7	61.0	63.3	65.7
	3	55.3	57.5	59.7	62.0	64.3	66.6	69.0
	4	57.9	60.1	62.3	64.6	66.9	69.3	71.7
	5	59.9	62.1	64.4	66.7	69.1	71.5	73.9
	6	61.4	63.7	66.0	68.4	70.8	73.3	75.8
	7	62.7	65.0	67.4	69.8	72.3	74.8	77.4
	8	63.9	66.3	68.7	71.2	73.7	76.3	78.9
	9	65.2	67.6	70.1	72.6	75.2	77.8	80.5
	10	66.4	68.9	71.4	74.0	76.6	79.3	82.1
	11	67.5	70.1	72.7	75.3	78.0	80.8	83.6
1 岁	12	68.6	71.2	73.8	76.5	79.3	82.1	85.0
	15	71.2	74.0	76.9	79.8	82.8	85.8	88.9
	18	73.6	76.6	79.6	82.7	85.8	89.1	92.4
	21	76.0	79.1	82.3	85.6	89.0	92.4	95.9
2 岁	24	78.3	81.6	85.1	88.5	92.1	95.8	99.5
	27	80.5	83.9	87.5	91.1	94.8	98.6	102.5

续表

年龄	月龄	−3SD	−2SD	−1SD	中位数	+1SD	+2SD	+3SD
	30	82.4	85.9	89.6	93.3	97.1	101.0	105.0
	33	84.4	88.0	91.6	95.4	99.3	103.2	107.2
3 岁	36	86.3	90.0	93.7	97.5	101.4	105.3	109.4
	39	87.5	91.2	94.9	98.8	102.7	106.7	110.7
	42	89.3	93.0	96.7	100.6	104.5	108.6	112.7
	45	90.9	94.6	98.5	102.4	106.4	110.4	114.6
4 岁	48	92.5	96.3	100.2	104.1	108.2	112.3	116.5
	51	94.0	97.9	101.9	105.9	110.0	114.2	118.5
	54	95.6	99.5	103.6	107.7	111.9	116.2	120.6
	57	97.1	101.1	105.3	109.5	113.8	118.2	122.6
5 岁	60	98.7	102.8	107.0	111.3	115.7	120.1	124.7
	63	100.2	104.4	108.7	113.0	117.5	122.0	126.7
	66	101.6	105.9	110.2	114.7	119.2	123.8	128.6
	69	103.0	107.3	111.7	116.3	120.9	125.6	130.4
6 岁	72	104.1	108.6	113.1	117.7	122.4	127.2	132.1
	75	105.3	109.8	114.4	119.2	124.0	128.8	133.8
	78	106.5	111.1	115.8	120.7	125.6	130.5	135.6
	81	107.9	112.6	117.4	122.3	127.3	132.4	137.6

注：表中 3 岁前为身长，3 岁及 3 岁后为身高

表 2　7 岁以下女童身高（长）标准值（cm）

年龄	月龄	−3SD	−2SD	−1SD	中位数	+1SD	+2SD	+3SD
出生	0	44.7	46.4	48.0	49.7	51.4	53.2	55.0
	1	47.9	49.8	51.7	53.7	55.7	57.8	59.9
	2	51.1	53.2	55.3	57.4	59.6	61.8	64.1
	3	54.2	56.3	58.4	60.6	62.8	65.1	67.5
	4	56.7	58.8	61.0	63.1	65.4	67.7	70.0
	5	58.6	60.8	62.9	65.2	67.4	69.8	72.1
	6	60.1	62.3	64.5	66.8	69.1	71.5	74.0
	7	61.3	63.6	65.9	68.2	70.6	73.1	75.6
	8	62.5	64.8	67.2	69.6	72.1	74.7	77.3

续表

年龄	月龄	－3SD	－2SD	－1SD	中位数	＋1SD	＋2SD	＋3SD
	9	63.7	66.1	68.5	71.0	73.6	76.2	78.9
	10	64.9	67.3	69.8	72.4	75.0	77.7	80.5
	11	66.1	68.6	71.1	73.7	76.4	79.2	82.0
1岁	12	67.2	69.7	72.3	75.0	77.7	80.5	83.4
	15	70.2	72.9	75.6	78.5	81.4	84.3	87.4
	18	72.8	75.6	78.5	81.5	84.6	87.7	91.0
	21	75.1	78.1	81.2	84.4	87.7	91.1	94.5
2岁	24	77.3	80.5	83.8	87.2	90.7	94.3	98.0
	27	79.3	82.7	86.2	89.8	93.5	97.3	101.2
	30	81.4	84.8	88.4	92.1	95.9	99.8	103.8
	33	83.4	86.9	90.5	94.3	98.1	102.0	106.1
3岁	36	85.4	88.9	92.5	96.3	100.1	104.1	108.1
	39	86.6	90.1	93.8	97.5	101.4	105.4	109.4
	42	88.4	91.9	95.6	99.4	103.3	107.2	111.3
	45	90.1	93.7	97.4	101.2	105.1	109.2	113.3
4岁	48	91.7	95.4	99.2	103.1	107.0	111.1	115.3
	51	93.2	97.0	100.9	104.9	109.0	113.1	117.4
	54	94.8	98.7	102.7	106.7	110.9	115.2	119.5
	57	96.4	100.3	104.4	108.5	112.8	117.1	121.6
5岁	60	97.8	101.8	106.0	110.2	114.5	118.9	123.4
	63	99.3	103.4	107.6	111.9	116.2	120.7	125.3
	66	100.7	104.9	109.2	113.5	118.0	122.6	127.2
	69	102.0	106.3	110.7	115.2	119.7	124.4	129.1
6岁	72	103.2	107.6	112.0	116.6	121.2	126.0	130.8
	75	104.4	108.8	113.4	118.0	122.7	127.6	132.5
	78	105.5	110.1	114.7	119.4	124.3	129.2	134.2
	81	106.7	111.4	116.1	121.0	125.9	130.9	136.1

注：表中3岁前为身长，3岁及3岁后为身高

表 3　7 岁以下男童体重标准值（kg）

年龄	月龄	－3SD	－2SD	－1SD	中位数	＋1SD	＋2SD	＋3SD
出生	0	2.26	2.58	2.93	3.32	3.73	4.18	4.66
	1	3.09	3.52	3.99	4.51	5.07	5.67	6.33
	2	3.94	4.47	5.05	5.68	6.38	7.14	7.97
	3	4.69	5.29	5.97	6.70	7.51	8.40	9.37
	4	5.25	5.91	6.64	7.45	8.34	9.32	10.39
	5	5.66	6.36	7.14	8.00	8.95	9.99	11.15
	6	5.97	6.70	7.51	8.41	9.41	10.50	11.72
	7	6.24	6.99	7.83	8.76	9.79	10.93	12.20
	8	6.46	7.23	8.09	9.05	10.11	11.29	12.60
	9	6.67	7.46	8.35	9.33	10.42	11.64	12.99
	10	6.86	7.67	8.58	9.58	10.71	11.95	13.34
	11	7.04	7.87	8.80	9.83	10.98	12.26	13.68
1 岁	12	7.21	8.06	9.00	10.05	11.23	12.54	14.00
	15	7.68	8.57	9.57	10.68	11.93	13.32	14.88
	18	8.13	9.07	10.12	11.29	12.61	14.09	15.75
	21	8.61	9.59	10.69	11.93	13.33	14.90	16.66
2 岁	24	9.06	10.09	11.24	12.54	14.01	15.67	17.54
	27	9.47	10.54	11.75	13.11	14.64	16.38	18.36
	30	9.86	10.97	12.22	13.64	15.24	17.06	19.13
	33	10.24	11.39	12.68	14.15	15.82	17.72	19.89
3 岁	36	10.61	11.79	13.13	14.65	16.39	18.37	20.64
	39	10.97	12.19	13.57	15.15	16.95	19.02	21.39
	42	11.31	12.57	14.00	15.63	17.50	19.65	22.13
	45	11.66	12.96	14.44	16.13	18.07	20.32	22.91
4 岁	48	12.01	13.35	14.88	16.64	18.67	21.01	23.73
	51	12.37	13.76	15.35	17.18	19.30	21.76	24.63
	54	12.74	14.18	15.84	17.75	19.98	22.57	25.61
	57	13.12	14.61	16.34	18.35	20.69	23.43	26.68
5 岁	60	13.50	15.06	16.87	18.98	21.46	24.38	27.85
	63	13.86	15.48	17.38	19.60	22.21	25.32	29.04
	66	14.18	15.87	17.85	20.18	22.94	26.24	30.22

续表

年龄	月龄	−3SD	−2SD	−1SD	中位数	+1SD	+2SD	+3SD
	69	14.48	16.24	18.31	20.75	23.66	27.17	31.43
6岁	72	14.74	16.56	18.71	21.26	24.32	28.03	32.57
	75	15.01	16.90	19.14	21.82	25.06	29.01	33.89
	78	15.30	17.27	19.62	22.45	25.89	30.13	35.41
	81	15.66	17.70	20.22	23.24	26.95	31.56	37.39

表4　7岁以下女童体重标准值（kg）

年龄	月龄	−3SD	−2SD	−1SD	中位数	+1SD	+2SD	+3SD
出生	0	2.26	2.54	2.85	3.21	3.63	4.10	4.65
	1	2.98	3.33	3.74	4.20	4.74	5.35	6.05
	2	3.72	4.15	4.65	5.21	5.86	6.60	7.46
	3	4.40	4.90	5.47	6.13	6.87	7.73	8.71
	4	4.93	5.48	6.11	6.83	7.65	8.59	9.66
	5	5.33	5.92	6.59	7.36	8.23	9.23	10.38
	6	5.64	6.26	6.96	7.77	8.68	9.73	10.93
	7	5.90	6.55	7.28	8.11	9.06	10.15	11.40
	8	6.13	6.79	7.55	8.41	9.39	10.51	11.80
	9	6.34	7.03	7.81	8.69	9.70	10.86	12.18
	10	6.53	7.23	8.03	8.94	9.98	11.16	12.52
	11	6.71	7.43	8.25	9.18	10.24	11.46	12.85
1岁	12	6.87	7.61	8.45	9.40	10.48	11.73	13.15
	15	7.34	8.12	9.01	10.02	11.18	12.50	14.02
	18	7.79	8.63	9.57	10.65	11.88	13.29	14.90
	21	8.26	9.15	10.15	11.30	12.61	14.12	15.85
2岁	24	8.70	9.64	10.70	11.92	13.31	14.92	16.77
	27	9.10	10.09	11.21	12.50	13.97	15.67	17.63
	30	9.48	10.52	11.70	13.05	14.60	16.39	18.47
	33	9.86	10.94	12.18	13.59	15.22	17.11	19.29
3岁	36	10.23	11.36	12.65	14.13	15.83	17.81	20.10
	39	10.60	11.77	13.11	14.65	16.43	18.50	20.90

续表

年龄	月龄	－3SD	－2SD	－1SD	中位数	＋1SD	＋2SD	＋3SD
	42	10.95	12.16	13.55	15.16	17.01	19.17	21.69
	45	11.29	12.55	14.00	15.67	17.60	19.85	22.49
4岁	48	11.62	12.93	14.44	16.17	18.19	20.54	23.30
	51	11.96	13.32	14.88	16.69	18.79	21.25	24.14
	54	12.30	13.71	15.33	17.22	19.42	22.00	25.04
	57	12.62	14.08	15.78	17.75	20.05	22.75	25.96
5岁	60	12.93	14.44	16.20	18.26	20.66	23.50	26.87
	63	13.23	14.80	16.64	18.78	21.30	24.28	27.84
	66	13.54	15.18	17.09	19.33	21.98	25.12	28.89
	69	13.84	15.54	17.53	19.88	22.65	25.96	29.95
6岁	72	14.11	15.87	17.94	20.37	23.27	26.74	30.94
	75	14.38	16.21	18.35	20.89	23.92	27.57	32.00
	78	14.66	16.55	18.78	21.44	24.61	28.46	33.14
	81	14.96	16.92	19.25	22.03	25.37	29.42	34.40

参考文献

[1] 江林，李传银．心理学教程［M］．东营：中国石油大学出版社，2000.

[2] 蒋挺大，王玉生．食物与营养化学［M］．北京：科学出版社，1987.

[3] 李林静．学校卫生学（修订本）［M］．重庆：西南师范大学出版社，1997.

[4] 刘德水．年龄与心理卫生［M］．济南：济南出版社，2003.

[5] 刘湘云．儿童保健学［M］．南京：江苏科学技术出版社，2006.

[6] 欧新明．学前儿童健康教育［M］．北京：教育科学出版社，2003.

[7] 万钫．优生学［M］．北京：北京师范大学出版社，1994.

[8] 万钫．学前卫生学（修订版）［M］．北京：北京师范大学出版社，2004.

[9] 王丽敏，张文艺．心理卫生与健康365［M］．赤峰：内蒙古科学技术出版社，2001.

[10] 王作瑞，万钫．幼儿卫生学［M］．北京：人民教育出版社，1999.

[11] 杨文先．1991. 儿童精神卫生学［M］．合肥：中国科学技术大学出版社。

[12] 郑子新，张荣欣．1999. 现代营养全书［M］．成都：四川人民出版社。

[13] 朱家雄．2006. 学前儿童卫生学［M］．上海：华东师范大学出版社。